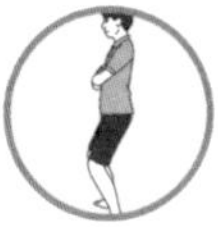

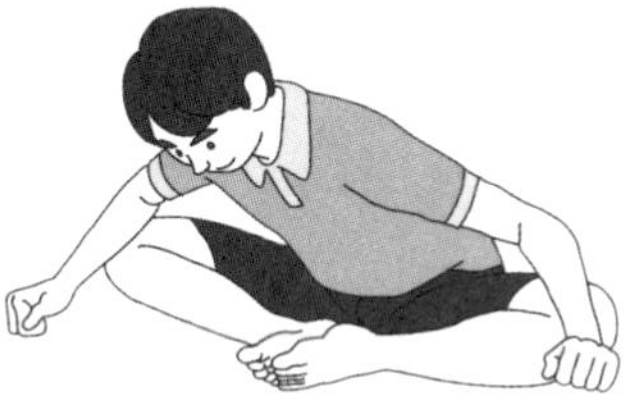

1日1分鐘，喚醒休眠的
下半身肌群，身型更緊實！

蹲出健康的重心

強化髖關節，伸展核心肌群與大腿肌肉
消除痠痛不適，延長體能巔峰狀態

白木 仁 著
謝晴 譯

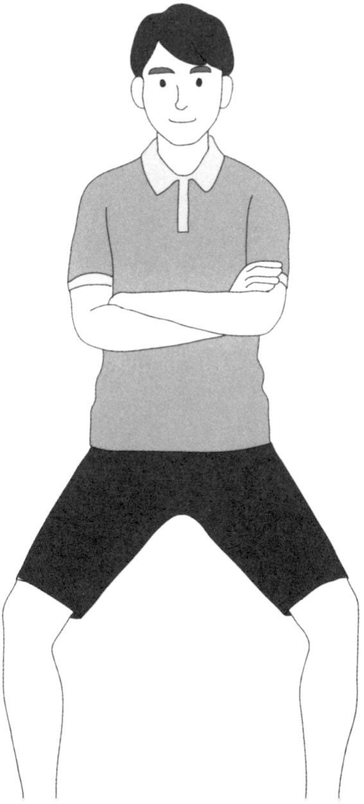

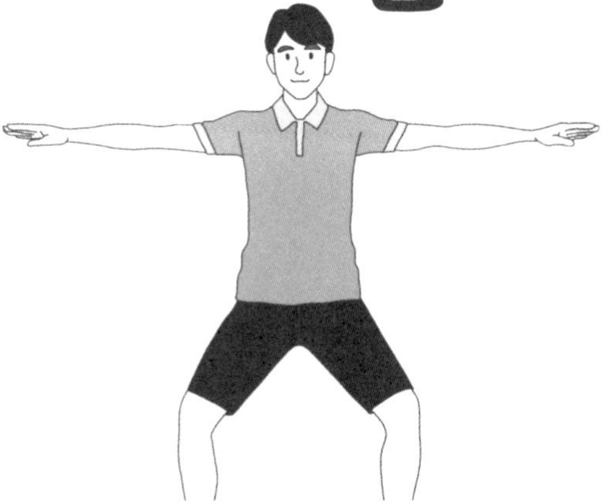

推薦序

蹲式體操打好健康底子

許宏志

執醫於復健科門診多年，我最常建議病患「自己的身體自己保養，所有運動從日常生活做起」。見到國內運動健身的風氣越來越盛，心裡覺得欣慰。然而多數人熱中的是鍛鍊腹肌、八塊肌或上臂等，讓外在更顯健美的肌群。其實，為了健康因素，訓練隱藏在「褲底」的看不見的深層盆底肌群，有其必要，而且效果頗佳。

盆底肌群是一整片肌群，像吊床一樣，從背後的尾骨延伸至前面的恥骨，支撐腹腔、骨盆腔的內臟。為了支持子宮、膀胱、腸等器官，骨盆必須有很好的彈性組織，這個彈性組織就是盆底肌群。因為骨盆底肌群是藏在深層的，很難看到它活動，也因此不易鍛鍊。

本書所介紹的蹲式體操，跟我們所謂的「蹲馬步」作法類似。就運動學來講，「蹲」就像運動前的拉筋動作，是骨盆底的伸展運動，可以放鬆盆底肌肉，適當的蹲姿能訓練骨盆底縮放。因此，簡單的蹲式體操如果能正確並持之以恆的進行，就可以有效鍛鍊盆底肌肉，與其他下半身的重要關節及肌群。

骨盆及髖關節的肌肉可以分成連結骨盆和腰部，以及連結骨盆和大腿兩部分，前者作用形成腰部的動作，後者作用形成下肢的動作；大原則是腹側（前面）的肌肉群，主要做彎腰或前抬腿的動作，後側肌肉群則是做後仰或向後抬腿的動作，側面是做側彎及側抬腿的動作，同時用力則是固定或穩定關節。

人的脊柱附著在骨盆後方，由骨盆支撐著，才能維持站姿、坐姿，而大腿骨及下肢也連接於骨盆，人才能有行、坐、臥等行為。這就是為什麼髖關節與相關肌群會對人體這麼重要了。

除了蹲式體操，書中也貼心介紹各種搭配的體操與體力不足的輔助作法，讀者可以視自己的體能慢慢加強，但切記要保持正確姿勢，以免傷害膝蓋關節或造成疼痛。若有任何疑慮不妨先請教醫師的意見，希望諸位讀者能在日常持續運動，維持健康到老的身心。

【推薦者簡介】許宏志醫師，台北醫學大學（前台北醫學院）醫學系畢業，美國西雅圖華盛頓大學醫學中心研究員。現為嘉義長庚醫院復健科主治醫師、台灣綠色養生學會理事長，並獲《商業周刊》百大良醫推薦。著有《40+的健康讀本》《疼痛完治》等書。

前言

強健的髖關節，帶來全身活力

一般來說會出現腰痛、膝痛、肩膀僵硬等身體不適，多半是因為髖關節周圍的肌肉衰退所引起的。

髖關節位在約身體重心左右兩邊的位置，髖關節周圍的肌肉具有保持身體重心、維持姿勢、讓身體活動自如不停擺等重要功能。一旦髖關節周圍的肌肉衰退，就會重心不穩，所有活動也會變得不順暢，會讓腰、膝蓋和肩膀等各處承受過多的負擔，最後便引發了腰痛、膝痛、肩膀僵硬等。

尤其人一旦上了年紀，中高年齡後擔負重要功能的髖關節周圍肌肉會日漸退化，所以更須要留心。

而且現代人擁有許多方便的器具，過著舒適的生活：在公司裡，不太需要走路，大家皆使用電腦工作；在家裡，使用電器用品打掃、洗滌；累了，就坐在沙發上看電視，大家的生活都是這樣。以前的人常以蹲姿用抹布擦拭地板、除草、洗滌、上廁所等，而現代人很少做這些能確實運動到髖關節肌肉的日常動作。

本書所介紹的「蹲式體操」是很棒的運動，能夠讓你輕鬆鍛鍊髖關節周圍的肌肉。只有走路和慢跑是沒辦法運動到這些肌肉的，蹲式體操的特點就是能鍛鍊到平常處於休眠狀態的深層肌肉。

蹲式體操是採站姿，腳往左右打開，膝蓋彎曲，腰往下沉即可的簡單運動。

相撲界最基本的練習——「踩四股」（左右兩腳交替高舉，用力踩地），就是類似的運動。這個傳承下來的練習方式對噸位重的相撲力士而言，能提高雙腳肌肉的柔軟度、讓膝蓋與腰不會疼痛，使髖關節的動作更靈活。

最近根據我們的研究，此蹲式體操有助改善腰痛、膝痛、肩膀僵硬、坐骨神經痛等，而且會替身體帶來不可預測的良好影響。

請你藉由蹲式體操確實鍛鍊下半身，讓全身健康、動作靈活吧。

《黃帝內經》曰：「人之衰老始於足。」只要上了年紀，走路時就會雙腳無力，膝蓋與腳踝會疼痛。此外，還有踏步時沒力、雙腳浮腫等，腳最容易感受到老化的症狀。大家是不是對這些都很有感覺？我長年身處運動界，一向對體力很有自信，但我也感覺到下半身變得衰弱。

實際上，人在二十歲這個階段，雙腳肌力就已經以比上半身快兩至三倍的速度持續衰退，雖然是很殘酷的現實，但仍會不斷衰退。

不過反過來想，「雙腳有力的話，就感受不到老化」，也就是說能延緩老化的速度，本書的目標就是這一點。

透過本書介紹，每個人都能學會蹲式體操，有效率鍛鍊下半身。加入蹲式體操的組合操，也可以讓各個肌力衰退的肌肉皆甦醒，另外還提供改善身體不適的方法。

本書所介紹的體操不是像深蹲（squat）那種伴隨肌肉痛等的吃力體操，而是輕鬆、安全、具成效的簡單體操，而且是符合人體工學的有效率體操。你無須勉強地做，肌肉的機能自然會慢慢恢復。

只要你真正開始做體操，一定連姿勢與走路方法都會改變。至今一直沉睡的肌肉會變得活躍，你也會確實感受到身體「恢復年輕」了。

＊關於本書介紹的體操，如果照書上的方法做，症狀仍不見改善時，請停止並至醫院就診。

目錄

第二章 簡單安全！輕鬆做蹲式體操

第三章　解決不同症狀的蹲式體操組合

第一章

蹲式體操使身體回到年輕狀態

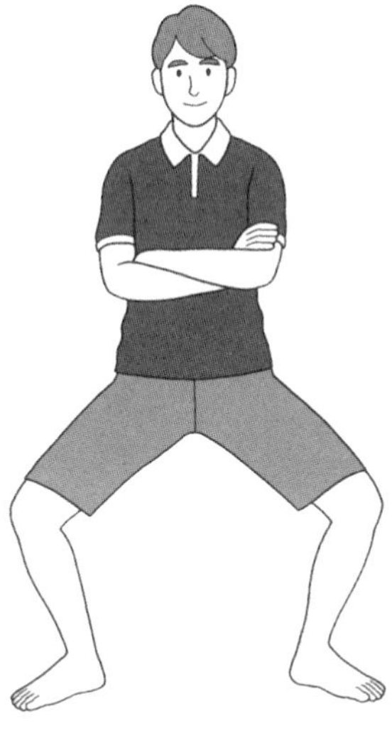

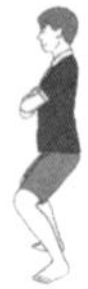

只需一分鐘就能讓身體恢復年輕
——藉由實驗證明蹲式體操的威力

●確實感受到蹲式體操威力的前相撲力士

蹲式體操是雙腳打開、只要腰部上下移動即可的超簡單運動。它不是特別激烈的運動，為什麼與恢復年輕有關呢？我想應該會有人提出這樣的疑問，我以前也這麼想。

以前我曾為了釐清這一點而做了實驗，二〇〇九年時我受到前相撲力士松田哲博的委託做了這個實驗。

松田先生還是相撲選手時，他的藝名為「一之矢」。一之矢當相撲力士到四十六歲十一個月，是位無人不知無人不曉的鐵人力士。

但是在他二〇〇七年引退後不久，原本在力士時代就有的坐骨神經痛，與從頸部舊傷所引發的手腕麻痺等情況立即惡化，讓他深受舊疾所苦。此時他想到的是可以重新做相撲時代就很重視的踩四股，也就是蹲式體操，結果讓他感到驚訝的是，他的症狀大大緩解。於是他推薦太太也做蹲式體操，她原本有的腰痛、末稍血液循環不良、生理痛皆獲得改善。

具有強烈探究心的松田先生想要更加深入了解蹲式體操，於是找上了我。我也很有興趣想知道蹲式體操對一般人能有多大的效果。

參與實驗的有一名男性與七名女性，皆為一般大眾；其中七人皆是四十多歲；除了那名男性之外，其他人平常幾乎沒在運動。我之所以找這類型的人來參與實驗，是因為到了這個年紀之後，肌力會開始衰退，蹲式體操的效果會更為顯著。

實驗內容為參加者（A至H）在三個月內各自以自己的狀況來調配，一天約做5至10次的蹲式體操（每一次5秒，約做1分鐘），比

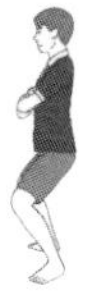

較一下做蹲式體操之前與之後，其體重與運動能力有什麼變化。

我對參加者詳細說明蹲式體操的方法，以及無須勉強自己，而做的次數只要依照自己的心情來做即可。然後我還有多加一個規則，那就是等到做習慣之後，再提高強度與增加次數即可。

●變瘦了！動作變靈活！

這個實驗的結果請參照17頁與19頁的表格。

表1是參加者的基本資料，顯示出每個人的運動頻率。

幾乎所有人的體重都下降了（表2），其中B減重最多，減了3.2公斤；C減了2.4公斤，兩個人是在實驗期間每天持續做運動的人。F和H體重反而增加，這兩位則是長時間沒有做蹲式體操。

幾乎所有人體重減少的原因是做了蹲式體操，運用到原本沉睡的肌肉，因而促使新陳代謝變好，其證據就是參加者都表示「食慾提升

表 1 參加者基本資料

	身高	蹲式體操的次數
A（40 多歲女性）	162cm	每天（第 1 個月每天 20 次，之後每天 10 次）
B（40 多歲女性）	157cm	每天（5~10 次）
C（40 多歲女性）	154cm	每天（慢慢做，5~10 次）
D（30 多歲女性）	163cm	每週 6 次（1 天 5~10 次）
E（40 多歲女性）	166cm	每週 5 次（1 天 30 次）
F（40 多歲女性）	158cm	中途休息 2 週沒做，除此之外每天 20 次
G（40 多歲女性）	158cm	每天（早晚各 15 次）
H（40 多歲男性）	178cm	做了 2 個月，最後 1 個月都沒做

表 2 體重

	實驗前	實驗後	體重增減數
A	44.5kg	42.7kg	− 1.8kg
B	79.1kg	75.9kg	− 3.2kg
C	49.3kg	46.9kg	− 2.4kg
D	55.3kg	53.8kg	− 1.5kg
E	61.6kg	60.4kg	− 1.2kg
F	59.0kg	61.1kg	+ 2.1kg
G	48.9kg	47.7kg	− 1.2kg
H	102.2kg	103.6kg	+ 1.4kg
		平均	− 1.0kg

表 3 體脂肪率

	實驗前	實驗後	體脂肪增減數
A	17.7%	16.9%	− 0.8%
B	46.9%	44.7%	− 2.2%
C	26.2%	25.6%	− 0.6%
D	29.4%	28.1%	− 1.3%
E	27.8%	26.9%	− 0.9%
F	33.4%	35.4%	+ 2.0%
G	27.5%	25.8%	− 1.7%
H	41.8%	40.1%	− 1.7%
		平均	− 0.9%

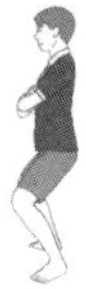

了」。

除了一個人之外，所有人的體脂肪（表３）也都減少了。即使是體重增加的Ｈ，其體脂肪率還是下降的。這是因為新陳代謝變好了。

接著我們來看看運動能力。

首先請看平衡力（表４）。這個測試是讓人站在特殊的測量儀器上，從腳底計算出數值。數值越低代表平衡力越好。除了Ｈ之外，其他人的平衡力都變好。

因為有了這個數值，便能修正骨盆與髖關節的傾斜，因為只要平衡力好，全身的肌肉就都會使用到，這就是能修正傾斜的原因。順帶一提，持續做蹲式體操的話，左右大腿便會漸漸併攏。

反覆左右跳的次數（表５）也有顯著的增加，平均增加了５、６次。每天做蹲式體操的Ａ、Ｂ、Ｃ還增加了10次以上。

不過，如果反覆左右跳與垂直跳躍一起測試的話，其結果很不規

表 4 平衡表

	實驗前	實驗後	差異
A	8.7	3.6	－ 5.1
B	9.6	2.7	－ 6.9
C	4.3	2.3	－ 2.0
D	12.2	11.8	－ 0.4
E	5.8	3.2	－ 2.6
F	9.7	6.8	－ 2.9
G	2.8	2.6	－ 0.2
H	5.4	11.2	＋ 5.8
		平均	－ 1.8

表 5 反覆左右跳（30 秒）

	實驗前	實驗後	差異
A	54 次	65 次	＋ 11 次
B	47 次	59 次	＋ 12 次
C	43 次	53 次	＋ 10 次
D	53 次	58 次	＋ 5 次
E	53 次	60 次	＋ 7 次
F	59 次	58 次	－ 1 次
G	59 次	56 次	－ 3 次
H	57 次	61 次	＋ 4 次
		平均	＋ 5.6 次

表 6 膝關節伸展肌力與彎曲肌力（力矩，180 角速度*）

	伸展肌力			彎曲肌力		
	實驗前	實驗後	差異	實驗前	實驗後	差異
A	57.6	52.4	－ 5.2	26.9	31.3	＋ 4.4
B	35.6	79.5	＋ 43.9	24.1	44.7	＋ 20.6
C	64.5	65.1	＋ 0.8	41.4	42.1	＋ 0.7
D	46.6	54.3	＋ 7.7	20.8	25.8	＋ 5.0
E	94.2	88.4	－ 5.8	45.0	37.9	－ 7.1
F	75.2	73.1	－ 2.1	33.8	35.1	＋ 1.3
G	65.9	65.2	－ 0.7	28.9	37.7	＋ 8.8
H	93.1	121.4	＋ 28.3	44.7	58.9	＋ 14.2
		平均	＋ 8.3		平均	＋ 6.0

*在角速度 180(deg/sec) 下測試關節的等速向心及離心肌收縮肌力。從數值可以得知關節活動度與肌肉力量。

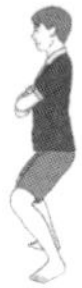

則，有人增加、也有人減少，所以沒辦法判定蹲式體操對其的影響。只有做蹲式體操的話，或許無法提升像垂直跳躍那種運動所需要的瞬間爆發力。因為大腿周圍沒有瞬間爆發力所需要的大肌肉，大腿反而平均變細了。因為做了蹲式體操，而從需要肌耐力的反覆左右跳，其次數增加的這個結果來看，可以知道蹲式體操是屬於耐力型的運動。此外，大腿變細這一點，對許多女性來說是令人開心的效果。

分別在膝蓋彎曲時與伸展時測量大腿的肌力（表6）。其測量結果為，當膝蓋彎曲時特別能運動到大腿後側的肌肉（膕繩肌），強化此處的肌肉。

以上就是實驗的結果。一般人可以按照自己的節奏持續做蹲式體操三個月，絕對會有如上所述恢復年輕的效果，而且超乎你的想像。

實驗結果讓我重新認識到「蹲式體操」的威力。

因老化而出現的症狀紛紛解決了

——腰痛、膝痛、末稍血液循環不良、身體疲倦等皆改善

●肌肉若是恢復年輕，機能也會隨之恢復

我最驚訝的是在實驗結束後看到參與者的實驗結果。蹲式體操的效果不只是在運動能力和體型的變化，幾乎所有參與者都報告說身體原本不適的狀況改善了。

- 肩膀僵硬的狀況減輕
- 腰痛、膝痛的疼痛變和緩
- 末稍血液循環不良改善
- 浮腫消了

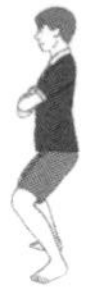

- **食欲增加**
- **生理痛得到改善**
- **身體的疲倦感消失**
- **長時間、長距離走路變輕鬆**
- **上下樓梯變輕鬆**
- **高爾夫球揮桿時的搖擺狀況減輕**

Ｂ在做蹲式體操前，她定期去的整復師曾說她「腳踝僵硬」，但她開始做蹲式體操後，整復師說她「變得靈活不緊繃了」。Ｂ的體型有些臃腫，因此走路時重心容易往後，邁步時很常會往旁邊踩。但她做蹲式體操後重心的位置改善了，踏步時也變成往前踏了。能自由使用腳踝來走路，這是因為腳踝變鬆了。

此外，必須久坐辦公的實驗參與者，因為持續長時間坐著，而使

蹲式體操的返老還童效果

身體的老化現象

- 身材走樣
- 膝蓋、腰、肩等各處都感到疼痛
- 臟器的機能低下
- 新陳代謝低下
- 運動能力低下
- 容易感到疲倦

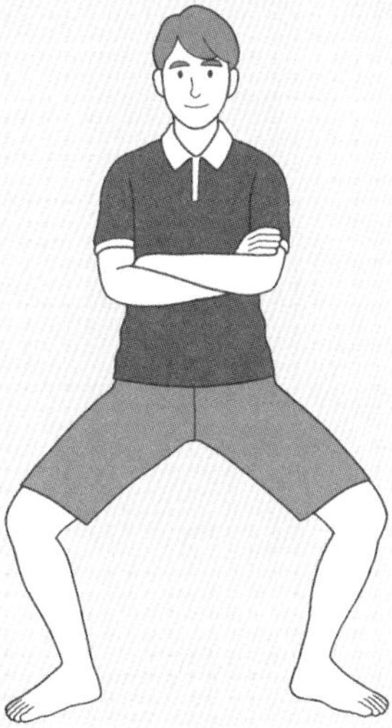

蹲式體操讓人開心的成效

- 肩膀僵硬改善
- 末稍血液循環不良改善
- 膝蓋痛、腰痛改善
- 疲勞感減低
- 姿勢變好
- 變得易瘦
- 生理痛改善

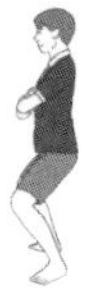

得內臟下垂，造成不舒服，她說因為做蹲式體操而使得症狀改善了。這應該是與支撐內臟的盆底肌肉（會陰部肌群）有關吧。因為做了蹲式體操，讓盆底肌肉受到刺激，恢復了原本的機能。盆底肌肉是與生理痛和漏尿有關的肌肉，也曾聽過有人因做了蹲式體操而使得這些問題得以改善。

腰痛與膝蓋痛的改善理由為何呢？腰痛與膝蓋痛多半是因為髖關節的肌肉僵硬所引發的，只要伸展髖關節周圍的肌肉，就能慢慢得到改善。蹲式體操的動作也包括了髖關節肌肉的伸展，所以才有出現改善的成效。

肩膀僵硬、末稍血液循環不良、浮腫、食欲不振等會改善，是因為髖關節周圍全部恢復年輕、變得有彈性，新陳代謝提高。

以上是參與者體驗的健康效果。我聽過的案例有從原本鬱鬱寡歡變成心情開朗，這或許與大腦的運作有關係。髖關節周圍的肌肉僵硬的話，掌管其動作的腦機能也會低下。所以持續做蹲式體操的話，腦便能好好地認識髖關節，隨之而來的是大腦機能提升，影響判斷力與思考力。

只要一天做一分鐘的蹲式體操，就會產生令人驚奇的效果。這對因為年紀漸長、容易出現各種症狀的中高年齡者來說，是讓人開心的驚喜。

●老化從下半身的衰弱開始

蹲式體操的效果出現在這些地方，反過來看，與蹲式體操相關的肌群若是肌力衰退的話，就容易出現這些症狀。

與蹲式體操有關的肌肉，也就是髖關節周圍的肌肉。如果髖關節周圍的肌肉衰退，就容易出現以下各種，因為不同原因所造成的身體不適狀況。

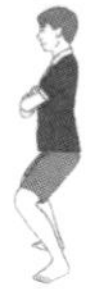

①支撐上半身的力量變弱，易引發腰痛與膝蓋痛

②因為肌肉的量減少，所以新陳代謝變慢，變得容易發胖與浮腫

③運動能力低下，因此變得懶得動

④肌肉變僵硬，全身血液循環變差，出現肩膀僵硬等情況

我在一開始的前言曾提過，日本自古以來就有句話「從腳開始老化」，大家常說中高年齡者做鍛鍊下半身的肌力訓練與運動是很重要的，這可不單純是迷信而已。

為了不讓髖關節周圍肌肉衰退的運動是與防止老化有關聯的，對於身體開始老化的人必須做蹲式體操的原因就在此。

髖關節衰退的話，就會慢慢老化

——髖關節的活動讓身體得到真正健康

●髖關節上有個大肌肉是年輕與健康的關鍵

為什麼做蹲式體操可以鍛鍊到下半身，並預防老化呢？為了了解這一點，現在來認識髖關節的結構吧。

髖關節就如28頁的圖所示，骨盆裡的髖臼就像一個圓形的窩，大腿骨的骨頭旋進裡面，這就是球窩關節（Ball and Socket Joints）。也是因為骨頭是這樣的形狀，所以我們能將腳大大打開，而且能自在活動。然後負責讓髖關節活動的是其周圍的肌肉。如果髖關節的活動變得不靈活，就沒辦法做各種不同的運動，人也會變成懶得活動身體，於是身體組織的機能也會下降。

髖關節的結構

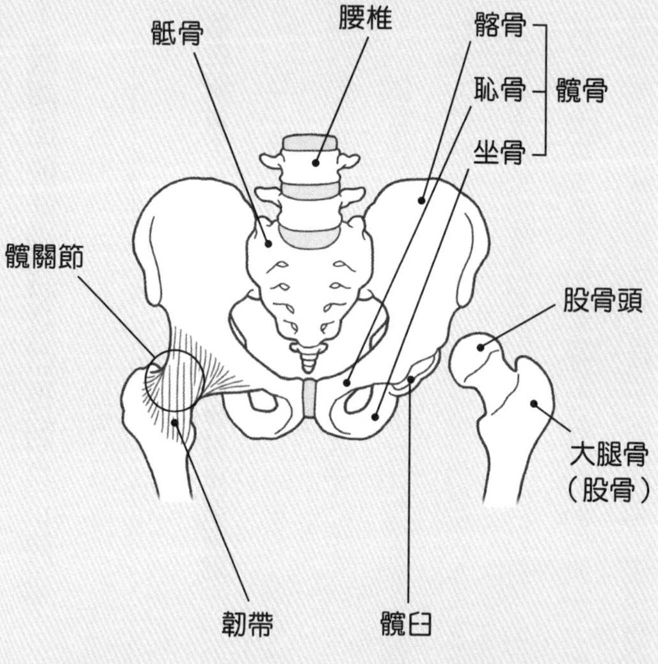

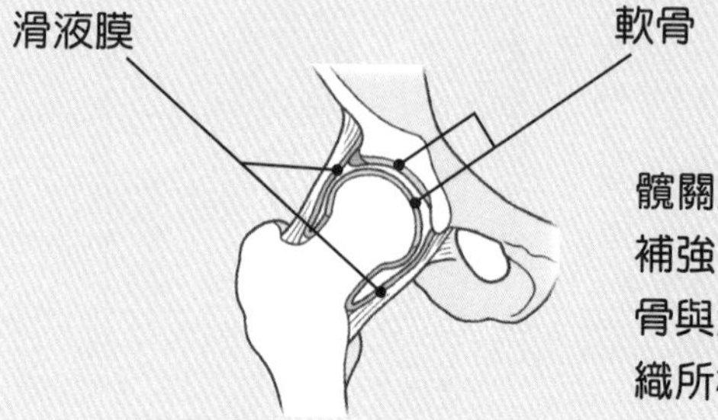

髖關節由韌帶來補強，內部有軟骨與滑液膜等組織所構成。

那麼，我們來看一下30頁的圖，了解髖關節周圍的肌肉吧。首先是前側。

【髂腰肌】髂肌與腰大肌統稱「髂腰肌」，這是位於髖關節最內側的肌肉，屬於內層肌。因為它是身體深處的肌肉，所以也是很難意識到的肌肉。它從腰椎和髂骨橫跨到髖關節，與大腿骨連接，是負責將腳抬高、保持姿勢穩定的肌肉。一旦這個肌肉功能衰退，就變得很難將腳抬高，所以腳尖踢到東西即會跌倒的危險性就提高了。

【股四頭肌】它是位於大腿前側，是全身肌肉中最強也最大的肌肉。它與膝關節連接，因此能讓膝蓋伸直。上下樓梯與下半身用力踏步時就是它發揮功能的時候。

【內轉肌】它是連接從骨盆下部到大腿骨內側的大腿肌肉，負責將大腿內側併攏等功能。此外，這個肌肉的上面與盆底肌肉連接，一起支撐下臀部。這也是女性特別不希望肌力衰退的肌肉。

髖關節前面的肌肉

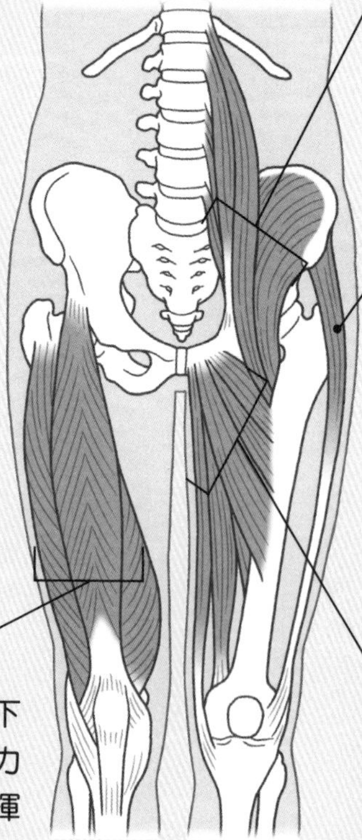

髂腰肌
負責將腳抬高、保持姿勢穩定。一旦這個肌肉功能衰退，腳就難以抬高。

闊筋膜張肌
負責抬高大腿與伸直膝蓋。

股四頭肌
讓膝蓋伸直、上下樓梯與下半身用力踏步時就是它發揮功能的時候。

內轉肌
負責將大腿內側併攏等功能。此外，與盆底肌肉連接，支撐下臀部。

髖關節後面的肌肉

臀大肌

從後側支撐住大腿根部。當髂腰肌負責將腿抬高時，臀大肌則負責在大腿後方發揮其功能。

臀中肌

負責將腳往旁邊抬高，也避免讓身體往左右傾斜，保持骨盆的穩定。

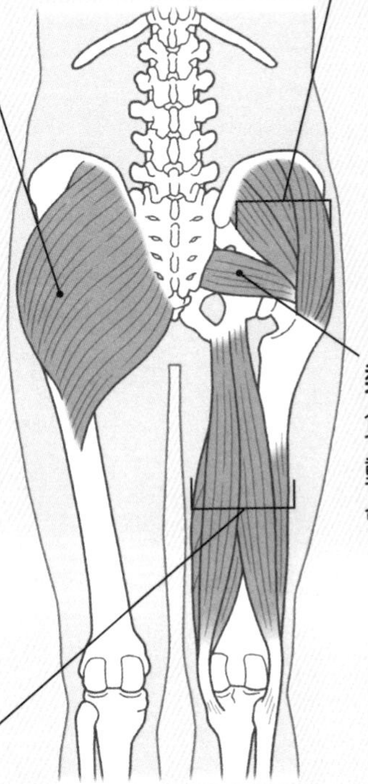

梨狀肌

負責髖關節外旋動作，平常不太會使用到。

膕繩肌

股二頭肌等三個肌肉所組成的。跑步時，它負責控制膝蓋後側的彎曲、將腳抬高的動作。

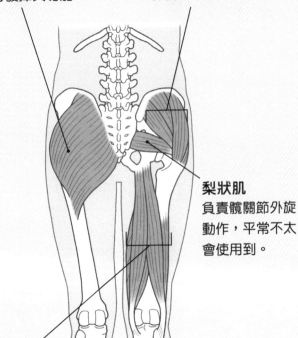

【闊筋膜張肌】它是抬起大腿、預防骨盆往左右位移的肌肉。

接著我們來看31頁，髖關節後面的肌肉。

【臀大肌】它位於骨盆後側，橫跨髖關節，連接大腿的外側，從後側支撐住大腿根部。當在你走路時，髂腰肌負責將腿抬高，臀大肌則負責在大腿後方發揮其功能。

【臀中肌】它位於臀部的上外側，負責將腳往旁邊抬高，而且也避免讓身體往左右傾斜，保持骨盆的穩定。

【膕繩肌】（又稱「腿後肌」）是從骨盆下方延伸到連接膝蓋的大腿後側肌肉，由股二頭肌等三個肌肉所組成。在我們跑步等時候，它負責控制膝蓋後側的彎曲、抬高的動作。

【梨狀肌】它負責的是髖關節外旋動作，屬於深層外旋六肌中的其中一個肌肉，因為深層外旋六肌與坐骨神經相連，所以如果這個肌肉變僵硬，即會壓迫到坐骨神經。

●蹲式體操，可以改善血液循環不良的情況

蹲式體操可以刺激上述所有的肌肉，各自順暢收縮或伸展，即會促進血液循環，然後就會變得動作靈活，保持下半身的年輕。

那麼來看一下做蹲式體操時，每個肌肉的動作各自為何。

當你打開髖關節，腰部往下時，髂腰肌便會瞬間往外側伸展。平常不太會用到、易變僵化的髂腰肌藉此而伸展、變得有彈性。

闊筋膜張肌負責不讓上半身猛然往下掉，保持身體平衡。

內轉肌則隨著腰部往下沉，慢慢地做伸展。

臀大肌是負責忍耐支撐來維持姿勢。

膕繩肌的股二頭肌是為了調整膝蓋彎曲的動作。

梨狀肌是在打開髖關節時活動。

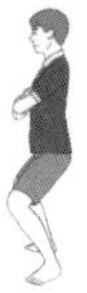

只須做蹲式體操，就能刺激到許多肌肉。

已慢慢老化的肌肉若是再不使用的話，會使得血液循環變差、無法運送氧氣與營養成分。如此一來，原本具備的能力就無法發揮，機能會慢慢下降。

而且當肌肉的血液循環變差後，廢物無法排出，便會呈現滯留狀況。這也是造成頭痛與倦怠感的原因之一。

特別是髖關節的肌肉數量多，又都是大塊肌肉，如果這裡的肌肉肌力衰退的話，對身體不適的影響會很大。

自我檢視髖關節是否衰退

來自我檢測一下髖關節有沒有衰退？來看看你符合幾項？

- **將雙手在身後交握，蹲下時，腳跟會往上抬，幾乎快碰到臀部**

- 雙手叉腰，將單腳前後左右搖晃時，當作軸心的那隻腳會不穩
- 用單腳站立，沒辦法站著穿襪子
- 沒辦法做鴨子坐（臀部坐在兩腳之間）
- 小腿與腳踝很常浮腫
- 常被人說有駝背
- 上樓梯時，常會絆到腳
- 不運動，平日生活中也不常走路
- 日常生活中常會久坐
- 在坐下的瞬間會一屁股跌坐下去

符合好幾項的人恐怕有髖關節僵硬的情況，所以必須要注意。當你做了蹲式體操後，符合的項目應該會減少。

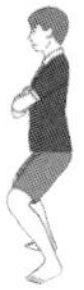

蹲式體操能保持運動能力！也能預防受傷

——蹲式體操的三大效果～之一

●重心穩定的話，動作會變得更流暢

若是你持續做蹲式體操，會出現三大效果。第一個是「運動能力提高」。

當我們前後左右活動時，會使用到腳，但是雙腳所支撐的身體是非常沉重的。負責支撐如此重的身體，使它不會搖晃不穩的就是髖關節周圍的肌肉。如果在髖關節無法好好支撐身體的狀態下運動，全身會搖晃，膝蓋和腳踝也很難做到原本的動作，這也是受傷的原因。

無論是體操或走路，也都是必須邊運動邊以髖關節來做調整，使身體盡可能不搖晃。

重心就在骨盆裡，也就是以前大家說的「丹田」。在武道世界裡常說將氣集中在丹田裡時，身體就能瞬間做出反應。

●蹲式體操能讓最重要的肌肉覺醒

而且如果你持續做蹲式體操，也會有讓你的動作變流暢的效果。因為肌肉的纖維與神經組織是連結的，所以使用肌肉時也會刺激到神經。當你反覆做運動時，腦與肌肉之間的神經會做出「迴路」。如果你沒有每天反覆刺激它的話，是無法做出迴路的，但如果腦與肌肉間順利做出迴路的話，大腦所發出的命令便較容易傳送給肌肉，動作自然能變得流暢。

特別是蹲式體操能讓負責保持姿勢、抬起腳的髂腰肌——這個最基本的肌肉覺醒，因此你每天確實地做蹲式體操的話，肯定可以讓你的身體變得更靈活。

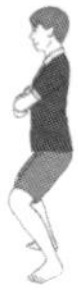

修正身體的歪斜，姿勢變得挺拔
——蹲式體操的三大效果～之二

讓骨盆恢復到正確位置

蹲式體操的三大效果之二是「姿勢變好」。

如果做蹲式體操的話，能將髂腰肌鬆開，讓背脊伸直，變成平衡的良好姿勢。髂腰肌是負責讓骨盆打直、調整背脊與骨盆位置的肌肉。將這個肌肉鬆開後，便能避免骨盆前傾、駝背的情況。

當你背脊打直、姿勢變好的話，重心會確實回到身體中心部分。再加上以正確姿勢做蹲式體操的話，髖關節自然會回到原本的形態，其附近的肌肉也會調整成原本的正常狀態，而且各種動作也會變得更穩定。

骨盆調正後，姿勢立刻變筆直

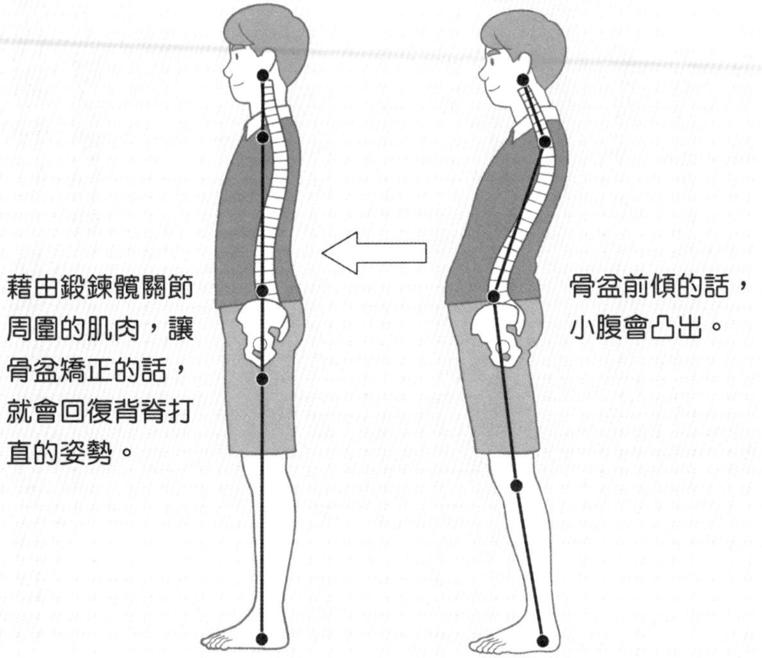

藉由鍛鍊髖關節周圍的肌肉，讓骨盆矯正的話，就會回復背脊打直的姿勢。
骨盆前傾的話，小腹會凸出。

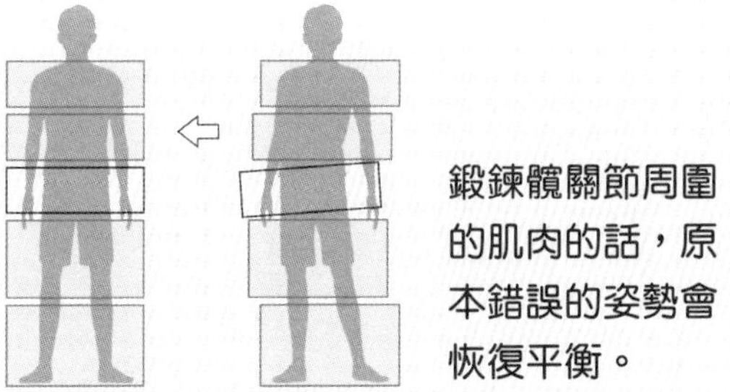

鍛鍊髖關節周圍的肌肉的話，原本錯誤的姿勢會恢復平衡。

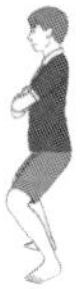

新陳代謝變好，身體的所有不適都會消失

——蹲式體操的三大效果～之三

●蹲式體操能促進血液循環

蹲式體操的三大效果其三是「新陳代謝提高」。

人類的身體一天約有四萬個細胞做更替，這樣的更替就叫做「新陳代謝」。代謝就是新的組織取代舊的組織，而因為老化而使得身體變衰弱的話，代謝的速度就會減慢。

為了盡可能不讓代謝速度變慢，很重要的是要給能促進血液循環的細胞營養，促使老廢物排出。

至於促進血液循環的關鍵就是腿部的肌肉。腿部的血液必須抵抗重力往心臟的方向流，腿部肌肉的動作必須十分活躍，才有辦法將血液往上打。腿部肌肉就像幫浦般運作，促進血液循環。

然而不常活動腳的話，下半身的肌肉會變僵硬。結果，肌肉上的毛細血管就會變細，使原本的機能降低，作為血液幫浦的功能也會衰退。

即使已經變成那樣，你還是能藉由做蹲式體操，將下半身的肌肉鬆開，恢復成原本的狀態。而且因為肌肉開始活動了，所以毛細血管會增加，全身的血液循環也會因此變好。

蹲式體操與血液循環的關係還不只這樣而已。髖關節周圍有從軀幹往腳部末端輸送血液的大血管通過，因此若是那一帶的肌肉僵硬的話，便會壓迫到血管。常常將髖關節周圍鬆開的話，就能夠預防那樣的危險。

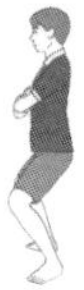

比深蹲更有效率地鍛鍊下半身
——讓森光子保持神采奕奕的祕訣是蹲式體操!?

●蹲式體操不會給膝蓋與腰部帶來負擔

與蹲式體操類似的運動是深蹲，蹲式體操與深蹲都是彎曲膝蓋、上半身上下移動的運動，但兩者的差別是做運動時，雙腳是往旁邊打開還是往前，這對身體的影響有很大的不同。

首先，蹲式體操刺激到的肌肉比深蹲還要多許多。深蹲是集中鍛鍊股四頭肌，因此讓運動員能有效提升瞬間爆發力。相對於深蹲，如33頁的說明，蹲式體操刺激到髖關節的大多數肌肉，能提高柔軟度，還能讓下半身的活動更靈活。

兩者帶給膝蓋的負擔也不同。深蹲不像蹲式體操是將兩腳打開的

蹲式體操與深蹲的差異

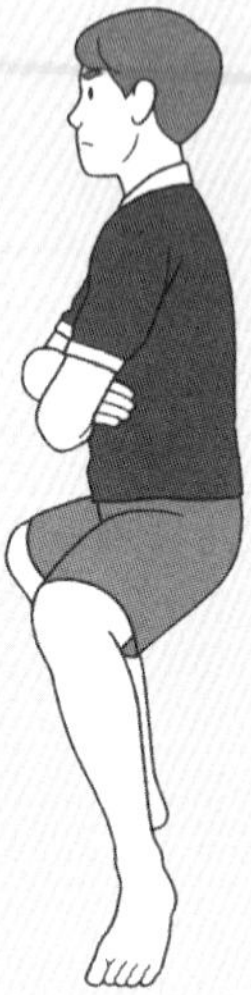

蹲式體操的優點

幾乎不會給膝蓋與腰部帶來負擔，能刺激髖關節大多數的肌肉，而且能讓髖關節的可動範圍增大。

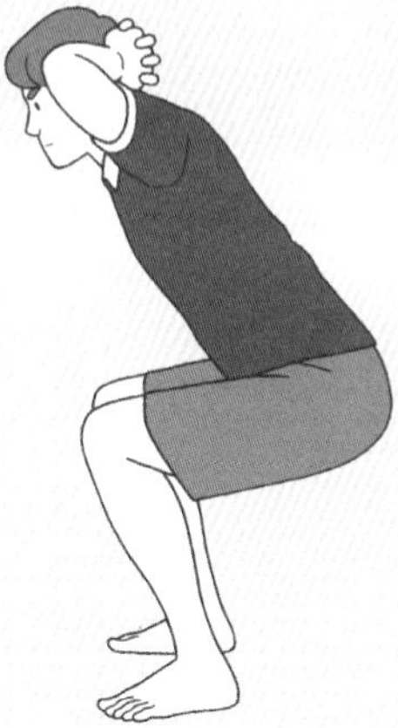

深蹲的優點

集中強化大腿前面的股四頭肌，對於短跑者等需瞬間爆發力的人而言很有功效。

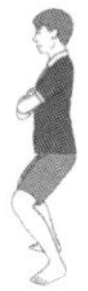

運動，而是將腳往前伸出。以這個姿勢往下蹲的話，會壓迫到膝蓋，會給膝蓋帶來負擔。體重重的相撲力士如果做深蹲的話，恐怕會造成膝蓋的疼痛。將腳尖與膝蓋朝同一個方向打開地做蹲式體操，就比較不會壓迫到膝蓋。

兩者帶給腰部的負擔也不同。因為蹲式體操上半身打直，重心從頭部到臀部是垂直往下的。以這樣的形式來做的話，不會給身體的任何一處帶來負擔。而做深蹲時，往下蹲時上半身一定會往前傾，如此一來就會給腰部帶來很大的負擔。

而且已故的舞台劇女演員森光子，年過九十歲時仍很活躍，她曾在電視節目上表演過讓她保持神采奕奕的自創蹲式體操法。她將雙腳往兩側打開，上半身維持垂直狀態地往下蹲，但她沒有蹲得很深。她那樣做的話，便不會給腰部帶來負擔，其實她做的運動不算深蹲，還比較接近蹲式體操。

第二章

簡單安全！輕鬆做蹲式體操

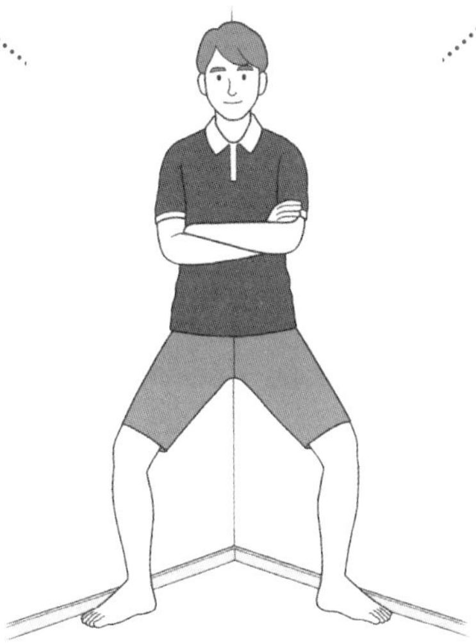

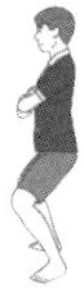

蹲式體操的準備運動——如果作法不正確，腰部與膝蓋會疼痛

那麼，我們實際來做看看蹲式體操吧。不過如果突然深深地往下蹲，拘泥蹲式體操的型式，恐怕會造成腰部與膝蓋痛。首先，請你先做淺蹲的蹲式體操，當作準備動作，然後等到你習慣後，再慢慢蹲深一點。或許剛開始做的時候，下半身的肌肉會感到些許的疼痛，請你在不勉強的範圍下持續做。當你做蹲式體操時，會刺激到髂腰肌，腹部會漸漸感到溫熱，應該會覺得很舒服。

請你先做三個彎曲伸展動作，讓身體記得蹲式體操的感覺吧。再來，請你在不易滑的地板上做蹲式體操。如果地板易滑，請你脫下襪子或穿上鞋子來做蹲式體操。

●掌握三種膝蓋彎曲伸展動作的祕訣

第一個是膝蓋略彎曲「膝蓋往前方彎曲伸展」。

①雙腳打開與肩同寬，兩手叉腰，背部打直站立。

②上半身維持那樣的姿勢，膝蓋略彎曲。此時膝蓋與腳尖要朝同個方向，這一點很重要。如果你膝蓋往內彎的話，膝蓋會痛，請特別留意。

第二個是感覺做體操時膝蓋伸出的方向「膝蓋橫向彎曲伸展」。

①雙腳打開比肩略寬，腳尖約打開45度，以這個姿勢將重心移至單腳（48頁的圖示為左腳），左邊膝蓋朝腳尖的方向彎曲。

②先恢復原本的姿勢，再以同樣的方法彎曲另一邊的膝蓋。此時

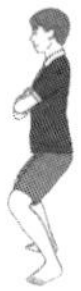

蹲式體操的準備運動

膝蓋往前彎曲伸展

①
雙腳打開與肩同寬，兩手叉腰，背部打直站立。

②
膝蓋略彎曲，做的時候要確保膝蓋與腳尖朝同個方向。

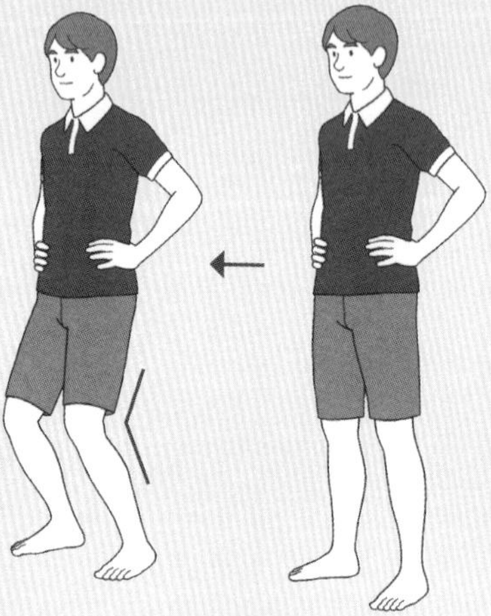

膝蓋橫向彎曲伸展

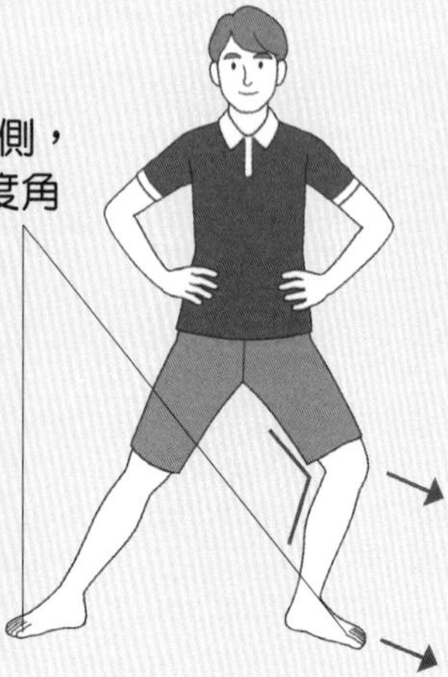

雙腳打開略比肩寬，腳尖約打開 45 度，以這個姿勢將重心移至單腳，左邊膝蓋朝腳尖的方向彎曲。右腳同樣做一次。

膝蓋向下彎曲伸展

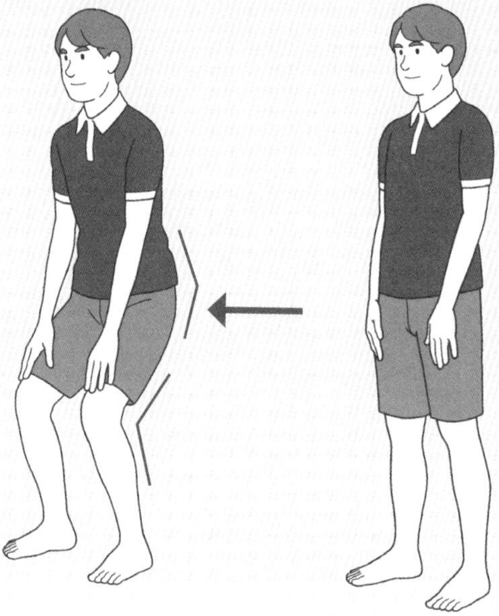

② 膝蓋略微彎曲，邊將放在大腿上的手往下滑，邊腰部往下，此時要注意膝蓋不可往內側轉。

① 雙腳打開與肩同寬，背部打直站立，雙手放在大腿前面。

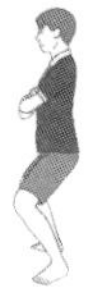

膝蓋與腳尖朝同個方向非常重要，請注意膝蓋不要往內側轉。

最後是膝蓋彎曲，腰部稍往下的「膝蓋向下彎曲伸展」。這是蹲式體操的初步動作。

①雙腳打開與肩同寬，背部打直站立，雙手放在大腿前面。

②膝蓋略微彎曲，邊將放在大腿的手往下滑，邊將腰部往下沉，

此時要注意膝蓋不可往內側轉。

以上三種運動是讓身體感受一下蹲式體操是個怎樣的運動，所以無須勉強，只要稍微彎曲一下膝蓋即可。三種運動約做八至十次，等到你做習慣後，就可以做蹲式體操了。

淺蹲蹲式體操——適合做為健康基本操

蹲式體操原本就是不會給腰部與膝蓋帶來負擔的安全運動。不過如果姿勢不佳，或做法錯誤的話，恐怕只是在身體上用錯力氣。

●「淺蹲蹲式體操」是所有蹲式體操的基本

為了達到安全與發揮到大最效果，請你先確認淺蹲蹲式體操的姿勢是否正確，讓身體確實記住。讓它成為所有蹲式體操的基本。在每天做正統的蹲式體操之前，先做一下讓身體熟悉動作的淺蹲蹲式體操吧。作法如下所示。

淺蹲蹲式體操

①

雙手在胸前交插，雙腳打開，略比肩寬，
腳尖約打開 45 度，上半身挺直，背脊打
直。

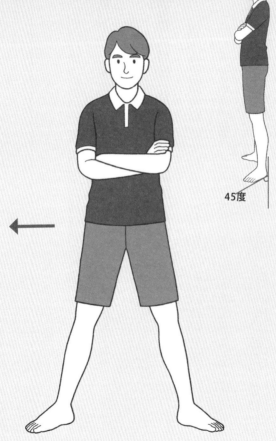

②
確認膝蓋與腳尖要朝同個方向，慢慢彎曲膝蓋，腰部往下，膝蓋彎曲至 120 度左右，再慢慢回復①的姿勢。

目標
8～10 次

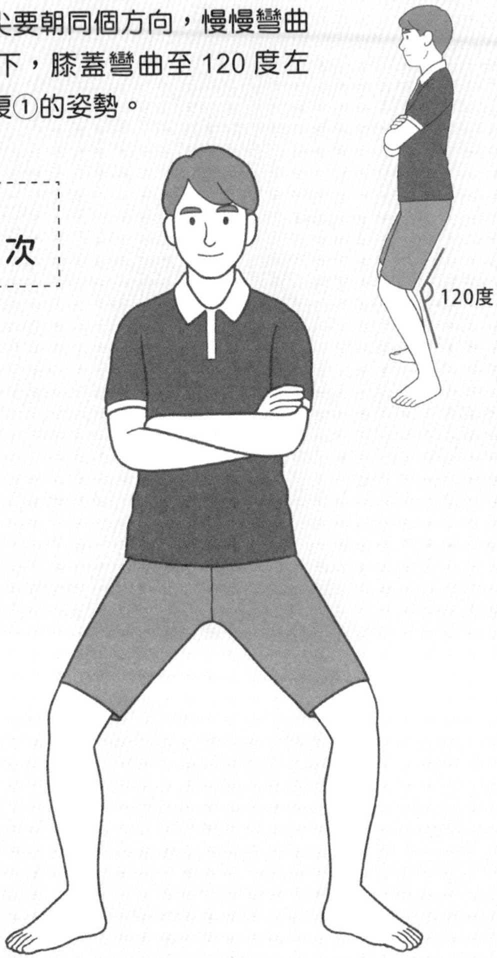

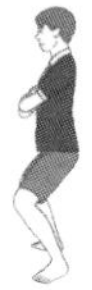

①雙手在胸前交叉，雙腳打開略比肩寬，腳尖約打開45度，此時上半身要挺直，背脊打直是很重要的。

②慢慢彎曲膝蓋，腰部往下，此時請確認膝蓋與腳尖要朝同個方向，膝蓋彎曲至120度左右，再慢慢回復①的姿勢。這個動作做8至10次。

●注意不要往前傾和臀部突出

在此舉出幾個錯誤的例子。

①上半身前傾的案例。若你以此姿勢來做蹲式體操的話，會給腰部帶來負擔，恐怕會造成腰部疼痛。

②這是臀部突出，背脊彎曲的案例。若你以此姿勢做蹲式體操的話，恐怕會造成腰部與背部疼痛。

上半身保持挺直很重要

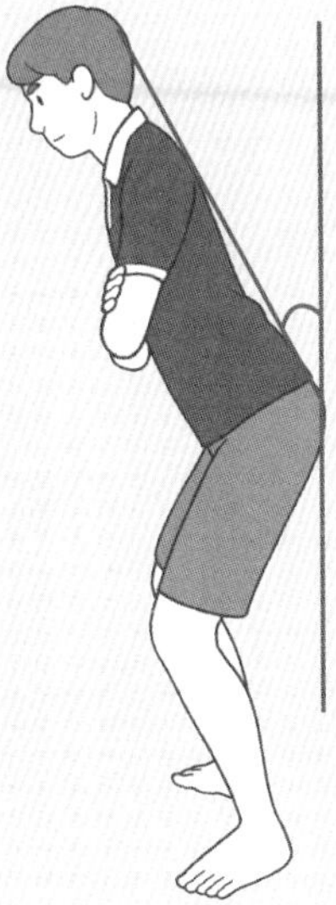

①
前傾
如果上半身前傾做蹲式體操，會給腰部帶來負擔，恐怕會造成腰部的疼痛。

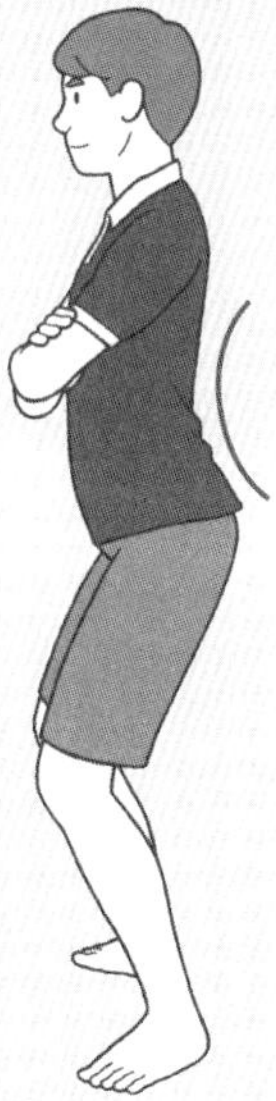

②
臀部突出
如果臀部往後突出、背脊彎曲著做蹲式體操，恐怕會造成腰部與背部的疼痛。

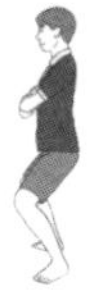

蹲式體操——進行時節奏與呼吸是關鍵

當你已能確實熟練地做淺蹲蹲式體操後，那就來做將腰部下沉到某個程度的蹲式體操吧。如果你還不習慣的話，上半身保持直立，垂直地彎曲膝蓋，確實不容易，這時請做淺蹲蹲式體操，每次你做的時候都感覺一下正確姿勢該有的樣子吧。

此外，或許會出現肌肉痛的情況，請不要太勉強地繼續做。如果肌肉痛的地方是大腿前面的股四頭肌、大腿內側的內轉肌、臀部的臀大肌的話，就沒問題。如果是小腿肚與膝蓋骨感到疼痛的話，表示你蹲式體操的作法錯誤，需要調整。

●簡單掌握正式的蹲式體操作法

正式的蹲式體操作法如下所示。

①雙手在胸前交叉，雙腳打開略比肩寬，腳尖約打開45度，此時上半身要挺直，背脊打直。

②慢慢彎曲膝蓋，腰部往下，這時要確認膝蓋與腳尖朝同個方向。膝蓋彎曲至90度左右，地板與雙腳呈五角形，腰部慢慢往下沉，再慢慢回復①的姿勢，此動作做8至10次。

這時要小心上半身不要往前倒。如果做的時候駝背，髖關節會無法打開，請你一定要將背部打直。而且要十分注意臀部不要突出。

正式的蹲式體操

①

請你雙手在胸前交叉，雙腳打開略比肩寬，腳尖約打開 45 度，此時上半身要挺直，背脊打直。

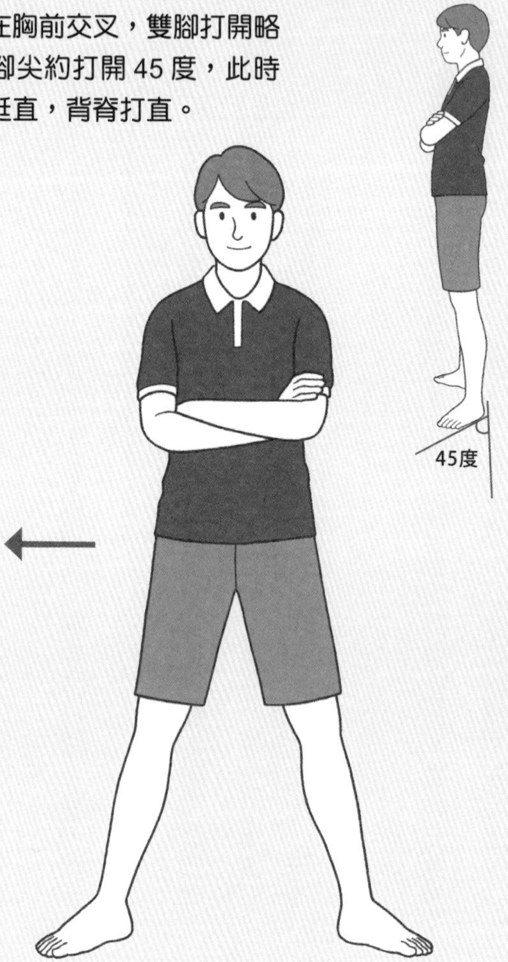

②
要確認膝蓋與腳尖朝同個方向。膝蓋彎曲至 90 度左右，地板與雙腳呈五角形，腰部慢慢往下沉，再慢慢回復①的姿勢。

目標
8～10 次

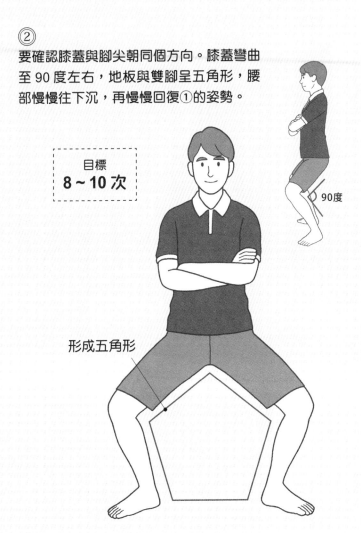

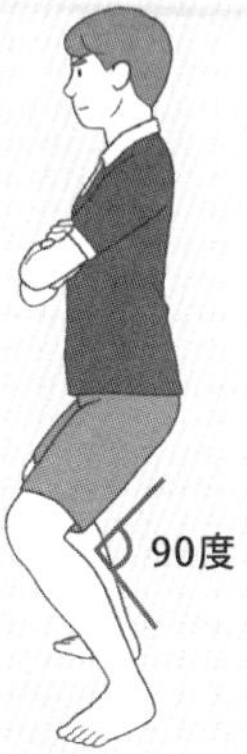

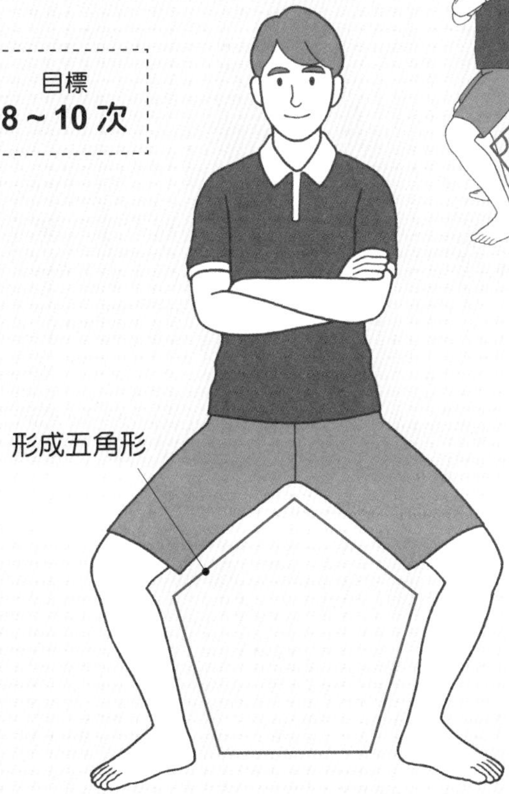

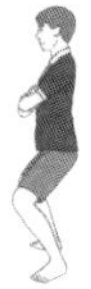

●輕鬆做蹲式體操的節奏與呼吸

蹲式體操的節奏為一個連續動作約五秒的速度，請你盡可能慢慢做。如果做的節奏太過，就無法充分刺激到髂腰肌等內層肌肉，若是你上半身往前傾的話，姿勢便會跑掉。

還有，呼吸也很重要。吸氣的時候，肌肉多少會緊繃，就無法達到蹲式體操的最大效果，請你邊吐氣邊輕鬆地做蹲式體操。

在你將腰部往下沉前，一邊吸氣、吐氣，一邊將腰往下、往上恢復原位。回復原位時吸氣，而吐氣時將腰往下，這是基本。

先吸氣，邊吐氣邊以「一」、「二」的節奏將腰往下移，在「三」、「四」時將腰往上抬，恢復一開始的姿勢。做這一連串的動作約五秒。

等你做習慣了後，當你將腰往下沉時，維持不動1秒鐘，這樣效果會更佳。

蹲式體操的節奏與呼吸

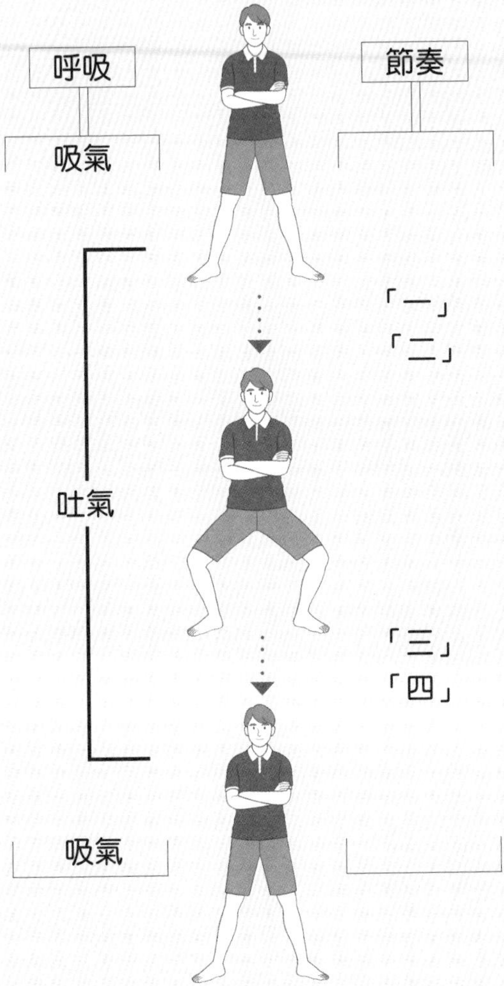

正確做蹲式體操的祕訣——

即使腳力不足，只要這樣做就沒問題！

●避免姿勢不正確，只要一個小撇步便能正確做

雖然我建議大家在做蹲式體操時要將雙手在胸前交叉，但如果你這樣做，怎樣都無法保持正確姿勢的話，請將雙手往左右打開，取得平衡後再來做。

另外，如果是剛開始做蹲式體操，很難維持姿勢的人，或是腰部有些許不適的人，你可以站在屋裡的某個角落，兩腳外側抵住牆壁，讓臀部靠在牆上，再做蹲式體操。

蹲式體操是由簡單的動作所構成的，所以每個人都能做，但如果有屬於自己風格的作法，或許你會對這個運動更感興趣。

給腳力不足者的小訣竅

雙手打開做蹲式體操

將雙手朝左右打開，邊取得平衡邊做，讓姿勢穩定。

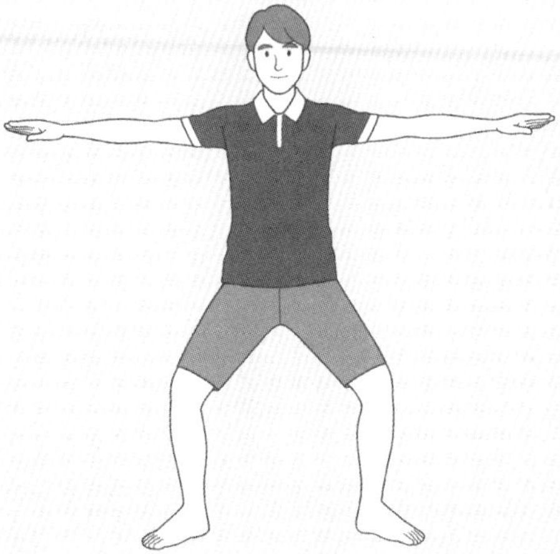

在屋裡的角落做蹲式體操

站在屋裡的某個角落，兩腳外側抵住牆壁，讓臀部和膝蓋靠在牆上，再做蹲式體操，所以不需要擔心腳力不足，挺直背來做。

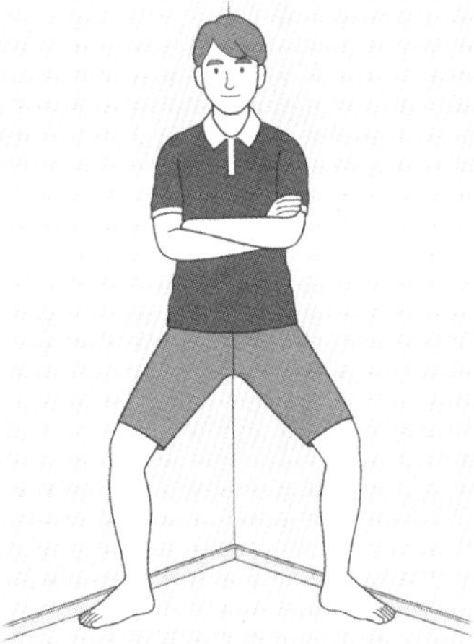

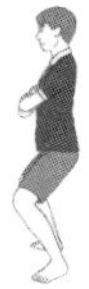

使用輔助道具——
利用椅子便能安全地開始做蹲式體操

不勉強、以適合自己的步伐與方式來開始練習蹲式體操，這才是最重要的。如果你對自己的肌力沒自信，連做淺蹲蹲式體操都覺得吃力的話，那就請利用椅子來做吧。

●使用椅子的話，感覺更安心

①淺坐在椅子上，上半身挺直，雙腳打開比肩膀略開，腳尖打開約45度。

②伸展膝蓋慢慢地站起，此時注意膝蓋不要往內側轉。站起後再慢慢坐下。只要在日常空檔反覆做1分鐘，體力一定會提升。

使用椅子的蹲式體操

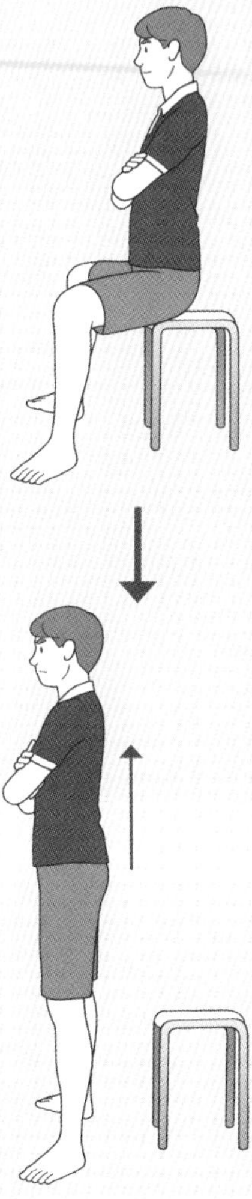

①
淺坐在椅子上，上半身挺直，雙腳打開比肩膀略開，腳尖打開約 45 度。

②
注意膝蓋不要往內側轉，伸展膝蓋慢慢地站起，再坐下。

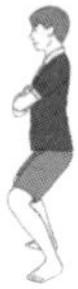

理想的蹲式體操——雙腳大幅打開的蹲式體操效果最佳

一般的蹲式體操已經能達到很好的效果了，但如果你已習慣深蹲到某個程度的蹲式體操，不妨來挑戰一下將腳大大打開、腰沉得很低的理想蹲式體操。這種作法可以更加刺激髖關節的肌肉。

但是絕對禁止勉強做。腳尖打開的角度、腰往下的深度等要依照自己的能力範圍來做調整。你先做一次試看看，若是覺得吃力，為了安全起見，請不要再做。

如果你因為肌力提升，有自信後，而感到幹勁十足，但與肌力訓練相較，蹲式體操主要是讓肌肉活動的運動，所以會覺得它好像少了點什麼，但這樣剛好。已經做習慣蹲式體操的人，可以做10次「淺蹲蹲式體操」、10次「蹲式體操」、10次「理想的蹲式體操」，總共30次就很足夠了。最多每一種做30次即可。

●感受「理想的蹲式體操」的最大效果

①請雙手在胸前交叉，雙腳大大打開站立，腳尖打開超過45度，如果可以的話請打開至接近90度，膝蓋與腳尖朝同個方向，此時上半身挺直，將背脊打直。

②將膝蓋彎曲至90度左右，腰往下沉，地板與雙腳盡可能呈長方形，維持此姿勢一秒鐘，再慢慢抬起腰。請注意如果你勉強將腰往下沉太多，可能會引發疼痛。此動作做8至10次。

此外，還不習慣的人或體重太重的人，為了加強支撐上半身的重量，請你將手放在膝蓋上，維持姿勢。

理想的蹲式體操

①
請你雙手在胸前交叉，雙腳大大打開站立，腳尖打開超過 45 度，如果可以的話請打開至接近 90 度，膝蓋與腳尖朝同個方向，此時上半身挺直，將背脊打直。

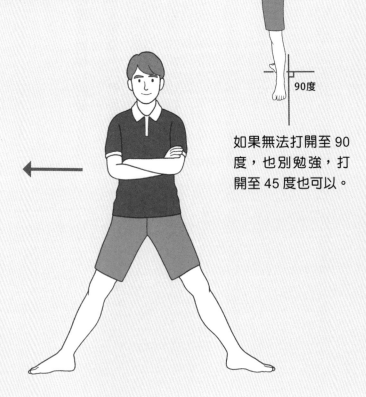

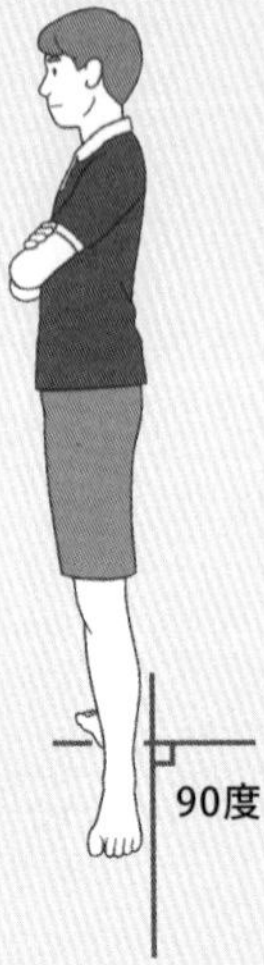

如果無法打開至 90 度，也別勉強，打開至 45 度也可以。

②

將膝蓋彎曲至 90 度左右，腰往下沉，地板與雙腳盡可能呈長方形，維持此姿勢一秒鐘，再慢慢恢復原本姿勢。請注意，如果勉強將腰往下沉太多，會引發疼痛。

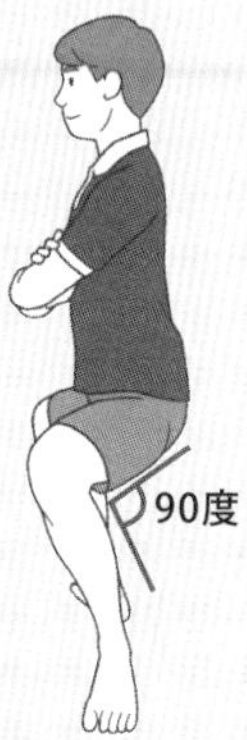

目標
8～10 次

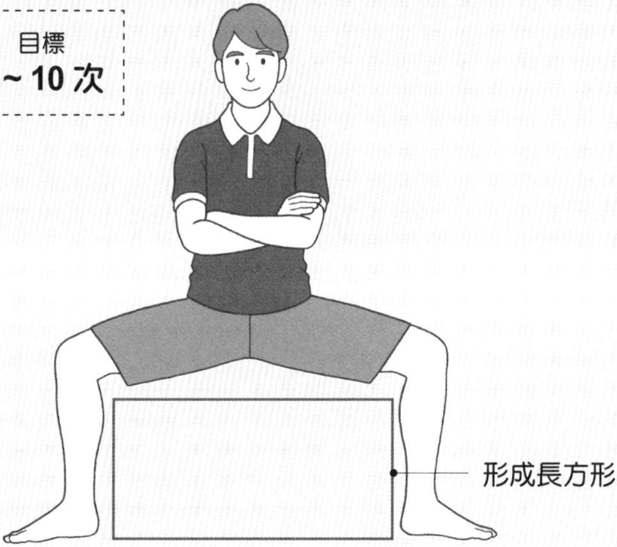

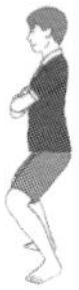

蹲式體操的失敗案例——
讓身體不會疼痛的關鍵

如果你都特地做蹲式體操，但姿勢不佳或作法錯誤的話，搞不好還會造成身體的損傷。蹲式體操的重點是腳與膝蓋。

在做蹲式體操時，如果膝蓋骨會感到疼痛的話，表示你的作法不對。還有如果小腿肚會痛的話，也不對。要立刻調整膝蓋的動作。

●做蹲式體操時膝蓋與腳尖朝同方向就沒問題

在你腰部往下沉前，很重要的關鍵是膝蓋與腳尖要朝同個方向。尤其當你在做雙腳大幅張開的理想蹲式體操時，若是肌力不夠，便會出現膝蓋與腳尖無法朝同個方向的情況。做理想的蹲式體操時腳尖約打開90度即可，不過無須勉強，請在膝蓋能正確活動的範圍內，將膝蓋轉回腳尖的方向。

若是你不能掌握這個關鍵，姿勢則會不佳。我舉下面的例子為大家說明。

①雙腳打開的幅度過小的話，膝蓋彎曲的角度會過小或膝蓋超過腳尖，恐怕會造成膝蓋與腳踝的疼痛。

②打開腳尖，但膝蓋轉進內側，股四頭肌和膝蓋所承受的負擔會過大，恐怕會造成膝蓋痛。

●以輕鬆姿勢正確做蹲式體操的小訣竅

另外，如果你太過強烈地想擺出好姿勢，抬頭挺胸的話，反而會弄巧成拙。因為那樣很容易變成腰部向後仰的情況，形成背部彎曲，

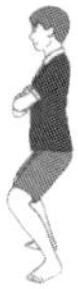

蹲式體操易犯的錯誤

①

雙腳打開幅度過小

這個姿勢會造成膝蓋彎曲的角度過小，會造成膝蓋與腳踝疼痛的危險。

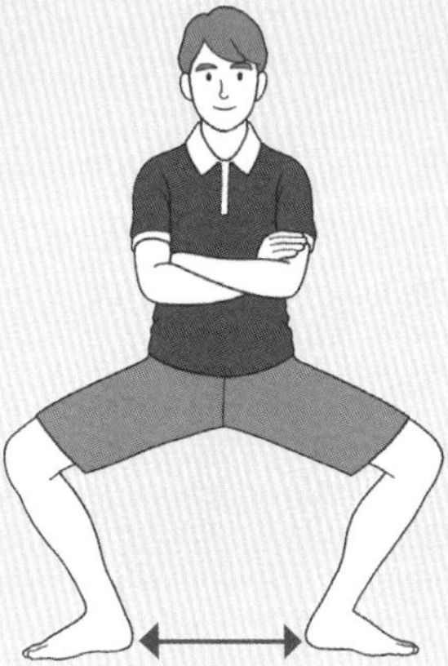

②

膝蓋往內側轉

打開腳尖，但膝蓋轉進內側，會造成股四頭肌和膝蓋承受的負擔過大，容易受傷。

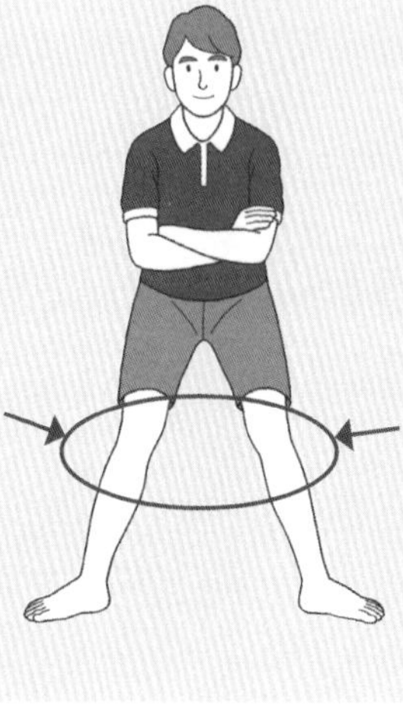

骨盆前傾。如此反覆地做蹲式體操，變成臀部突出的不良姿勢。不只造成髂腰肌動作不靈活，也讓腰部承受過多負擔。

也有人的情況不是腰部後仰，反而有點駝背。如果你駝背的話，髖關節會變得難打開，結果會造成膝蓋太往前突出，容易出現膝蓋痛的情況。

為了讓上半身正確挺直，請你想像一下上半身自然往天空伸展的情況。或是做看看如下一節所介紹的，使用牆壁的作法，以及將手放在腹部和背部的作法。

再多跟大家說一個技巧，如果是體重過重、做蹲式體操動作不流暢的人，可以在做蹲式體操時將手放在膝蓋上。這麼做的話，靠手支撐上半身的體重，可以減輕髖關節周圍肌肉的負擔，做蹲式體操時一定能比較輕鬆。

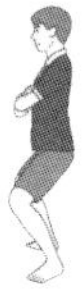

提高蹲式體操效果的方法～之一——
背部靠著牆，將背脊打直

做蹲式體操時，保持上半身打直是很重要的。上半身往前傾的話會增加腰部的負擔。還有，如果臀部往後突出，也就是翹臀的話，腰部與背部恐怕會疼痛。

●「利用牆壁的蹲式體操」讓上半身保持挺直

現在你來試著將背靠在牆上來做蹲式體操吧。將身體後側靠在牆上，就能上半身挺直地做蹲式體操。如此一來，便能矯正上半身前傾與翹臀，能實現效果更佳的姿勢。

靠著牆上半身就能打直

利用牆壁的蹲式體操

將身體後側靠在牆上，就能上半身挺直地做蹲式體操。臀部不要碰到牆壁。

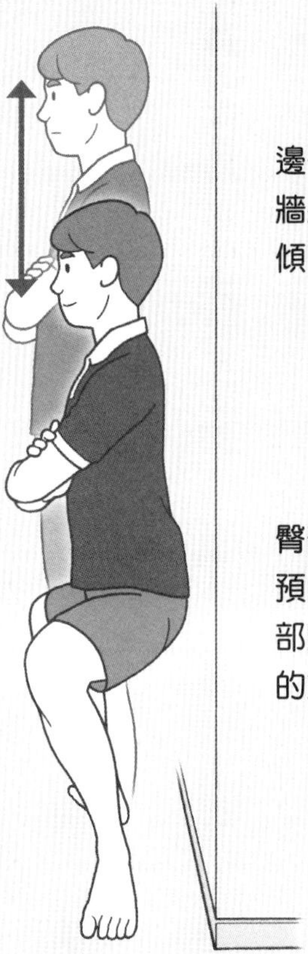

邊做邊感受到背部靠著牆壁，能防止上半身前傾。

臀部不要碰到牆壁，能預防臀部突出。如果臀部突出的話，髂腰肌等的動作便會變不靈活。

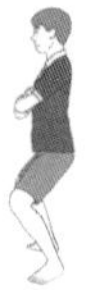

提高蹲式體操效果的方法～之二——

丹田用力，能更加活化髖關節一帶

你要很有意識地感覺自己「現在使用哪個部位的肌肉」，對肌肉的感覺提高的話，蹲式體操的效果會大增。

●「用丹田蹲式體操」讓效果變更好

做蹲式體操時，將你的意識集中在「丹田」，效果會更提高。

在肚臍下方3寸（約9公分）的腹部就是「丹田」。做蹲式體操時，想意識到髂腰肌等內層肌肉，只要將手放在丹田一帶來做，就能感受到腹肌和背肌。還有，將手放在腹部與背部，保持上半身打直，就會有效果。

將手放在腹部與背部，感受丹田

丹田用力蹲式體操

只要意識到腹肌與背肌兩者，就能預防上半身前傾。蹲式體操時不只使用到大腿，要確實有意識地使用上半身的肌肉。做蹲式體操時，要想像丹田用力，確實刺激髂腰肌。

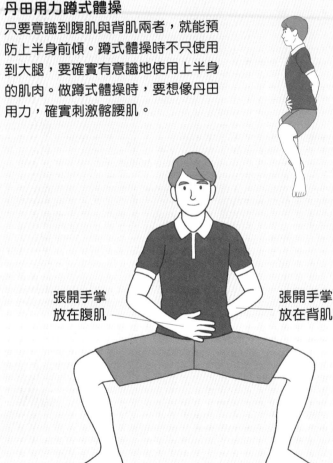

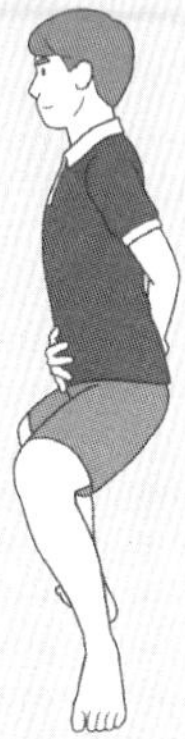

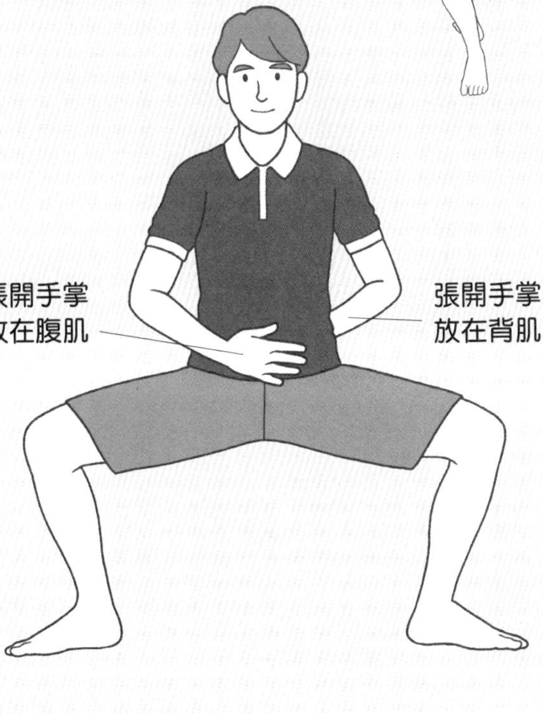

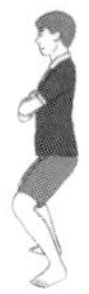

蹲式體操的活用篇——
職棒球星鈴木一朗也在做的扭轉肩膀蹲式體操

「扭轉肩膀蹲式體操」是伸展髖關節以及同為身體核心的肩胛骨周圍之伸展運動。骨盆固定後，扭轉上半身，讓身體軀幹的肌肉達到伸展的效果。在你做完蹲式體操的運動後，加入它一起做。美國職棒大聯盟的鈴木一朗選手在打擊區等待上場時，都會做這個運動。

●追加做「扭轉肩膀蹲式體操」，能大範圍地刺激肌肉

①下半身擺出做蹲式體操的姿勢，雙手放在膝蓋上，接著單側肩膀（79頁的插圖為右肩）慢慢往內側扭轉。手肘不要彎曲。

②以同樣的方法，左肩也往內側扭轉。左右維持平衡地做。

扭轉肩膀蹲式體操

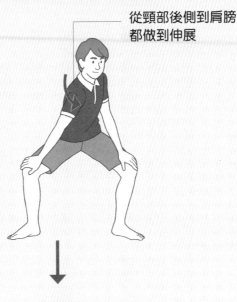

①
下半身擺出做蹲式體操的姿勢，雙手放在膝蓋上，接著單側肩膀慢慢往內側扭轉。注意手肘不要彎曲。

②
以同樣的方法，左肩也往內側扭轉。左右維持平衡地做。

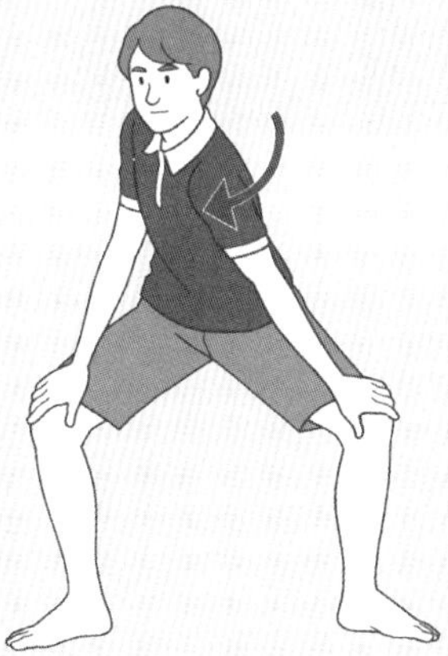

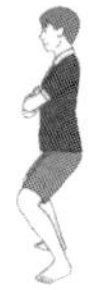

讓蹲式體操更容易做到——

髖關節的可動範圍變大，雙腳更容易打開

當你實際進行蹲式體操時，如果膝蓋與腳尖同個方向時活動變困難，或是腳無法打開超過45度等情況，那麼就來做能讓髖關節可動範圍變更大的體操吧。應該能讓你在蹲式體操時變得更容易。

●「改善髖關節可動範圍的體操」讓蹲式體操更輕鬆

這是能刺激髖關節周圍所有肌肉、讓動作更靈活的體操。如果你在做這個體操時感到疼痛，請在不勉強的狀況下進行。

①彎曲膝蓋坐下，雙手放在膝蓋內側。

②放在膝蓋上的手用力，將雙腳往左右打開。在不勉強的範圍內大大打開。邊吐氣邊用手壓腳，維持3至5秒靜止不動。

③單腳往前伸（83頁的圖示為右腳），另一隻腳彎曲，像是要跳躍跨欄的姿態般。左右大腿呈90度的姿勢，左膝蓋能打開至90度最理想，但如果這樣做，會感到疼痛的人，就不要勉強，在自己能力範圍內做即可。在這樣的狀態下，請你邊吐氣邊將上半身往伸直腳的方向倒。接著抬起上半身，再往身體的正面方向倒，然後上半身再朝彎曲腳的方向倒。三個方向各做個2至3次。這個動作能夠鍛鍊髖關節周圍的肌肉。

④從③的最初姿勢開始，為了避免身體突然往後倒，將手和手肘放在後面，再慢慢讓身體往後倒。背部躺在地板上，心情放鬆地維持不動10至15秒。起身後，另一邊的腳也同樣做③～④的動作。①～④為一組完整動作，請做2至3次。

改善髖關節可動範圍的體操

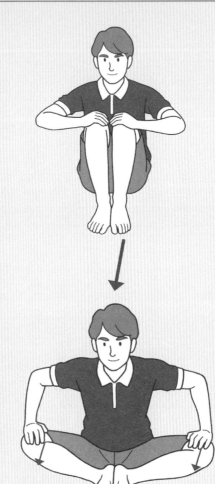

①
彎曲膝蓋坐下，雙手放在膝蓋內側。

②
放在膝蓋上的手用力壓，在不勉強的範圍內將雙腳大大地往左右打開。邊吐氣邊用手壓腳，維持 3 至 5 秒靜止不動。

③

像是要跳躍跨欄的姿態般。在你的能力範圍內，將左右大腿呈 90 度的姿勢，左膝蓋打開至 90 度。在這樣的狀態下，邊吐氣邊將上半身往伸直腳的方向倒 2 至 3 次，接著抬起上半身，再往身體的正面方向倒，然後上半身再朝彎曲腳的方向倒。

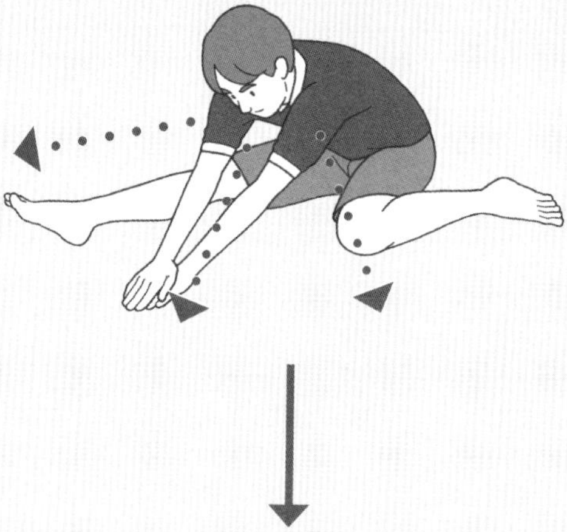

④

從③的最初姿勢開始，為了避免身體突然往後倒，將手和手肘放在後面，再慢慢讓身體往後倒。背部躺在地板上，心情放鬆地維持不動 10 至 15 秒。起身後，另一邊的腳也同樣做③～④的動作。①～④為一組完整動作，請做 2 至 3 次。

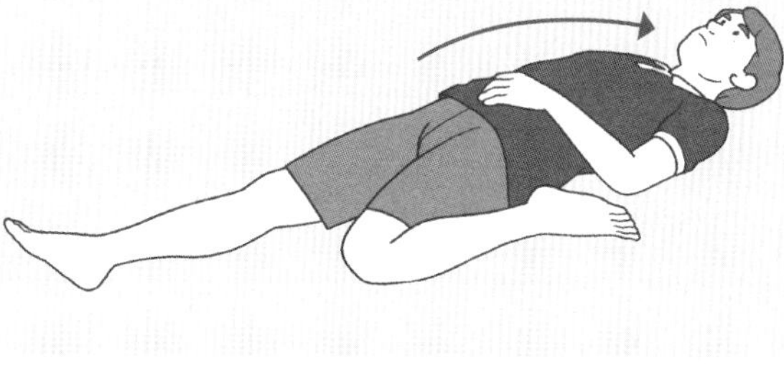

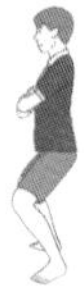

以躺姿進行髖關節體操——
比蹲式體操更輕鬆！這個方法也能鍛鍊髖關節

膝蓋與腰部長期感到不適的人，或許連做淺蹲蹲式體操都會感到吃力。腰腿與下半身比較無力的人，便可以從利用躺姿來活動髖關節開始。

以躺在地板上的姿勢來做體操，比站著做體操，更容易感受到髖關節在動，這是其優點。

因為站著做體操時髖關節得承受體重，所以當你還做不習慣時，很難意識到髖關節與肌肉的活動動作。當你用躺姿時，上半身在地板上的姿勢是固定的，因為髖關節不用承受身體的體重，所以下半身能自由活動。在這樣的狀態下，比起腳的動作，你更容易感覺到髖關節與髖關節周圍肌肉的動作。

此外，在此介紹的這個方法，最適合作為做正統蹲式體操前的暖身運動。在不給髖關節帶來負擔的狀態下活動髖關節周圍的肌肉後，再來做蹲式體操的話，你對髖關節的感覺會提升，效果也會更好。

我在此介紹兩個能輕鬆做的體操。如果你有瑜伽墊的話最好，不過在棉被或地板上做也可以。

請務必準備枕頭。頭躺在枕頭上，當腳上下活動時，可以防止腰部往後仰，減輕帶給腰部的負擔。而且有枕頭的話，你的視線正好能朝肚臍的方向，頭的位置也正剛好。

●「橫向髖關節體操」讓往側邊的動作更靈活

第一個是側躺著做的「橫向髖關節體操」，具有提臀與讓大腿緊實的效果。

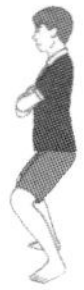

①將枕頭墊在頭下，單側腳在下（87頁的圖示為右腳）側躺，右手往前伸直，左手置於身體前放在地上，腰部別彎曲成「く」型，請有意識地保持身體直立。

②以「一」、「二」的節奏慢慢將左腳抬高50公分左右，要有意識地讓骨盆維持不動，再「三」、「四」地將左腳放回原位。還做不慣時，可以只將腳抬高至30公分即可，無須勉強自己抬得太高。

③在一連串的動作中能各自鍛鍊到不同的肌肉：當腳朝腳尖方向伸直時，能夠鍛鍊到臀中肌；腳朝外側時，能鍛鍊到闊筋膜張肌；腳朝內側時，能鍛鍊到臀大肌。

●「抬高膝蓋的髖關節體操」讓往前的動作更靈活

第二個是仰躺時做的「抬膝蓋髖關節體操」，具有能瘦小腹等效

橫向髖關節體操

① 將枕頭墊在頭下，右手往前伸直，左手在身體前放在地上，腰部別彎曲成「く」型，身體保持打直。

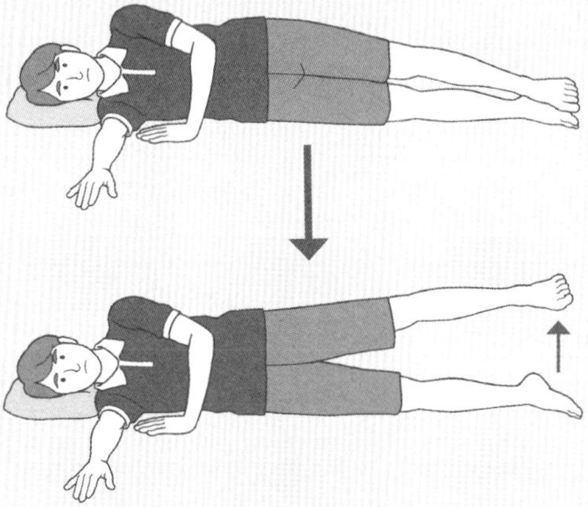

②

以「一」、「二」的節奏慢慢將左腳抬高 50 公分左右，要有意識地讓骨盆維持不動，再「三」、「四」地將左腳放回原位。剛開始做腳只抬至 30 公分即可，無須勉強抬太高。

兩腳三種都做
每種目標各
4～10 次

③

當腳朝腳尖方向伸直時，能夠鍛鍊臀中肌；腳朝外側時，能鍛鍊闊筋膜張肌；腳朝內側時，能鍛鍊臀大肌。三種方向能各自鍛鍊不同肌肉，所以三種都要做。

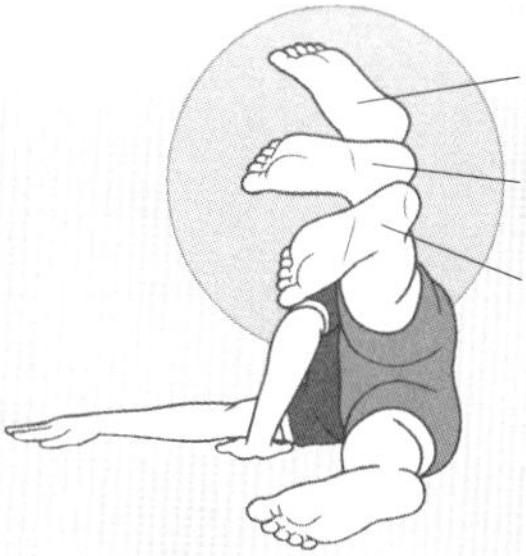

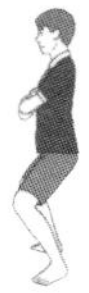

果。

①將枕頭墊在頭下，仰躺，雙腳稍微打開。單腳（89頁的圖示為右腳）的膝蓋立起，彎成約90度的角度。

②以「一」、「二」的節奏將右腳往胸前抬，視線落在膝蓋附近，請注意腰與肩膀不要動。

③將膝蓋伸直，右腳往上伸直，最理想的狀態是上半身與腳形成90度，但如果沒辦法，也不用勉強抬高至呈90度。維持此姿勢3至5秒，再將腳放回原處，做4至6次。另一隻腳也做同樣的動作。

躺姿的髖關節體操不會給膝蓋帶來負擔，最適合當作復健等安全恢復髖關節機能的體操。請活用在各種不同的情況。

抬高膝蓋的髖關節體操

①
將枕頭墊在頭下，仰躺，雙腳稍微打開。右腳膝蓋立起，彎成約 90 度的角度。

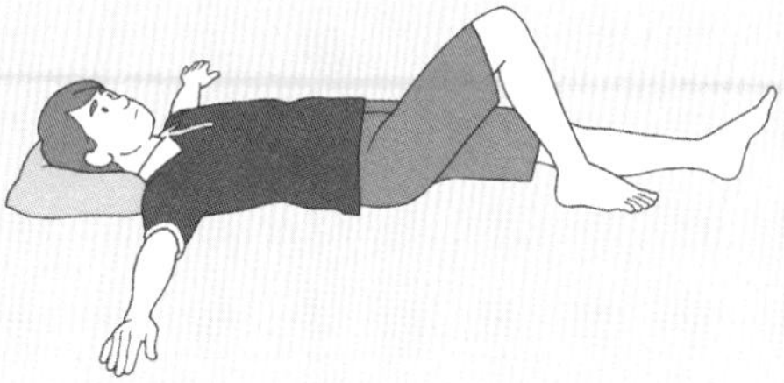

②
以「一」、「二」的節奏將右腳往胸前抬，視線落在膝蓋附近，請注意腰與肩膀不要動。

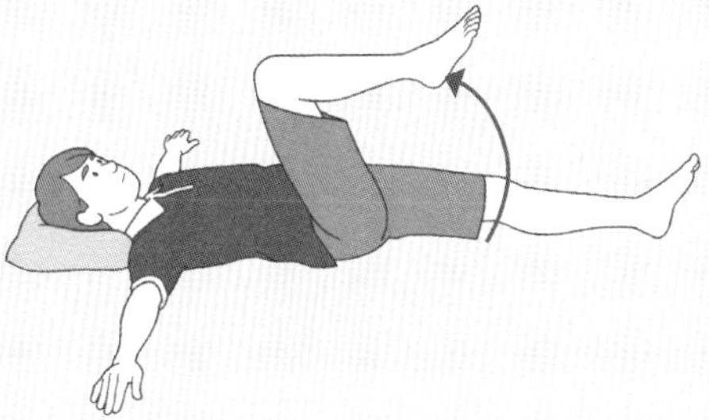

③
將膝蓋伸直，右腳往上伸直，最理想的狀態是上半身與腳成 90 度，但如果沒辦法，也不用勉強抬高至呈 90 度。維持此姿勢 3 至 5 秒，再將腳放回原處，做 4 至 6 次。另一隻腳也做同樣的動作。

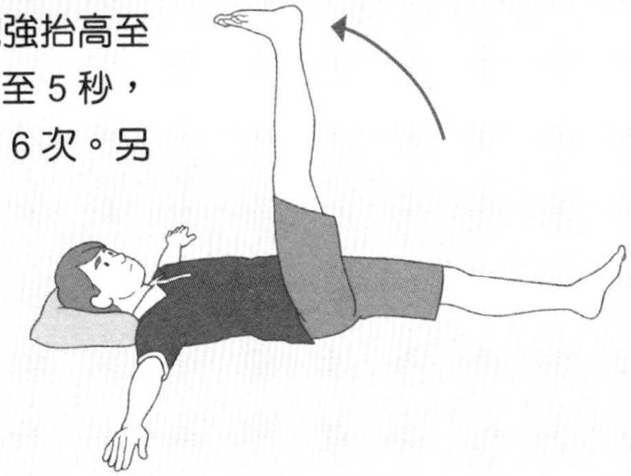

目標
左右各
4～6次

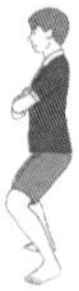

早晨的髖關節體操——

躺著做也OK！讓還沒睡醒的你立刻清醒

早晨如果想做些能讓自己清醒的活動時，做些能刺激處於休息狀態的神經，使其活化的運動非常重要。當你活動髖關節周圍的大肌肉時，便能大大刺激神經，就讓我們早上來活動一下髖關節吧。

●最適合一早做的「扭腰運動」和「抬腳髖關節運動」

早上能讓人清醒的體操，請你先做「扭腰運動」，再做抬腳的「抬腳髖關節運動」。這兩種運動各做2次，最推薦給低血壓的人與早上爬不起來的人，起床後在床上做運動吧。「扭腰運動」如下所示。

①仰躺，將兩個膝蓋立起，彎曲成90度。雙手往左右打開。
②膝蓋慢慢往右側倒，為了不讓左肩抬起，請雙手壓向地板。
③回到①的姿勢，膝蓋再往左側倒。左右各做6至10次。

接著來做「抬腳髖關節運動」。

①仰躺，單腳的腳尖與膝蓋朝天花板上抬高，再放下，做3次。
②腳尖與膝蓋朝外側倒下。
③以此姿勢，大腿內側的肌肉使力，將腳抬高再放下，做3次。
④接著，腳尖與膝蓋往內側倒。
⑤以此姿勢，大腿外側的肌肉使力，將腳抬高再放下，做3次。
另一隻腳也依照①～⑤的步驟做1次。

早晨的髖關節體操

扭腰運動

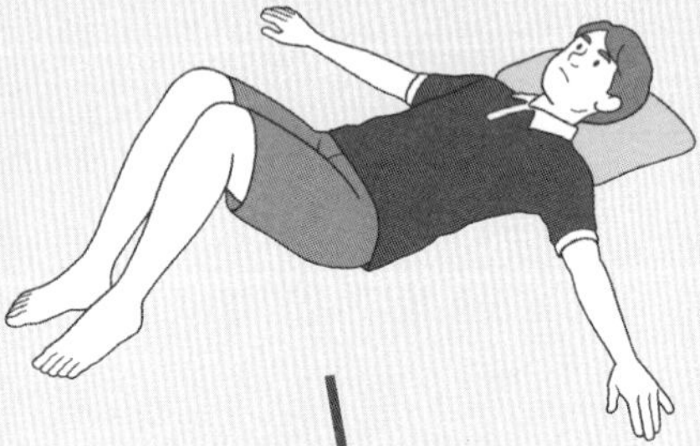

①
將枕頭墊在頭下，兩個膝蓋立起，彎曲成 90 度，雙手往左右打開。

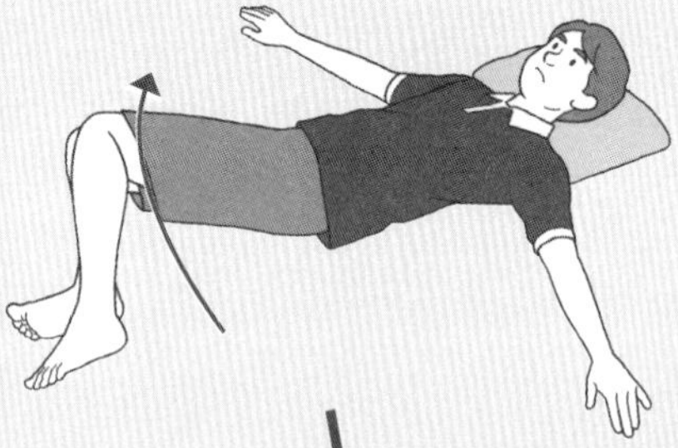

②
膝蓋慢慢往右側倒，為了不讓左肩抬起，請雙手壓向地板。

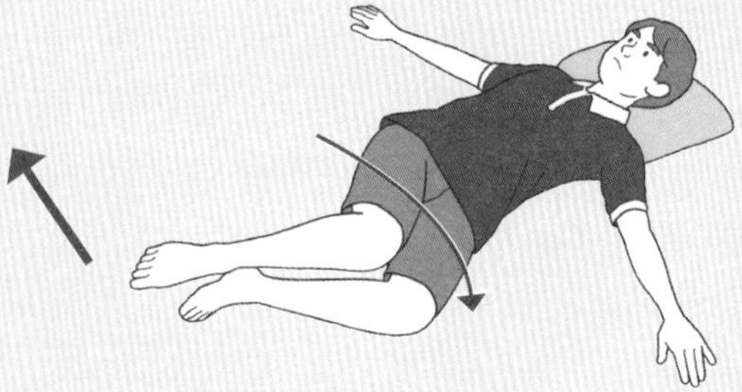

③
雙腳恢復原位，再往左側倒。左右各做 6 至 10 次。

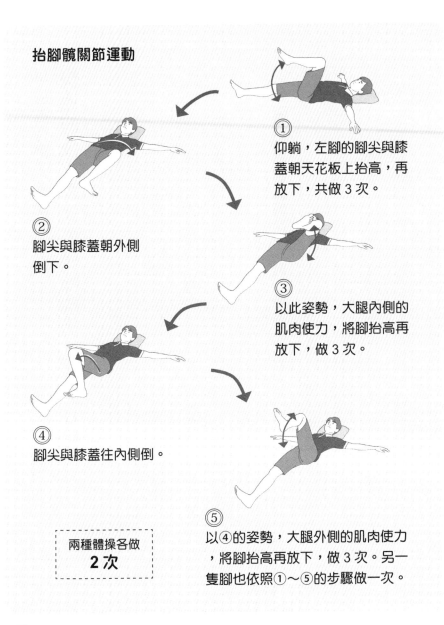

抬腳髖關節運動

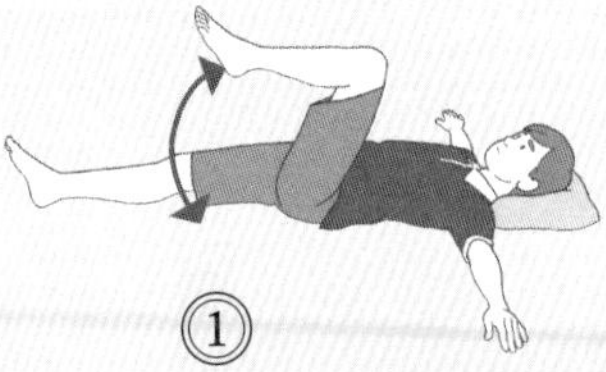

①
仰躺，左腳的腳尖與膝蓋朝天花板上抬高，再放下，共做 3 次。

②
腳尖與膝蓋朝外側倒下。

③
以此姿勢，大腿內側的肌肉使力，將腳抬高再放下，做 3 次。

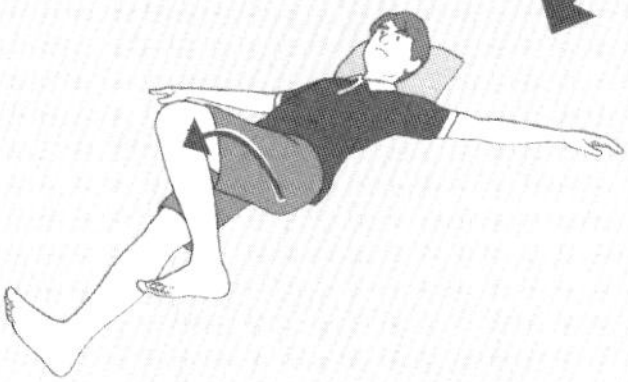

④
腳尖與膝蓋往內側倒。

⑤
以④的姿勢，大腿外側的肌肉使力，將腳抬高再放下，做 3 次。另一隻腳也依照①～⑤的步驟做一次。

兩種體操各做
2 次

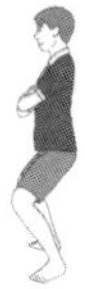

早晨進行蹲式體操的要點——
快速的淺蹲蹲式體操喚醒仍沉睡的身體

早上起床時如果你的大腦與身體都處於尚未清醒的狀態，我不建議立刻做深蹲蹲式體操。請你先做淺蹲的蹲式體操，讓早上體溫下降的身體先暖和起來。你一定能感受到一天的活力從身體內側湧出。

●早晨的蹲式體操要淺蹲、快速、多次！

即使是平日就有做蹲式體操，對肌肉有自信的人，一早剛起床，就突然腰部往下做蹲式體操，恐怕身體也會感到疼痛。

我建議早上先做淺蹲蹲式體操，一次約兩至三秒的速度，做20至30次。如此做之後，血液循環會慢慢變好，身體會暖和起來。

早晨的蹲式體操要點

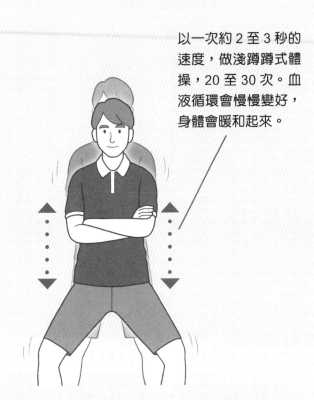

以一次約 2 至 3 秒的速度，做淺蹲蹲式體操，20 至 30 次。血液循環會慢慢變好，身體會暖和起來。

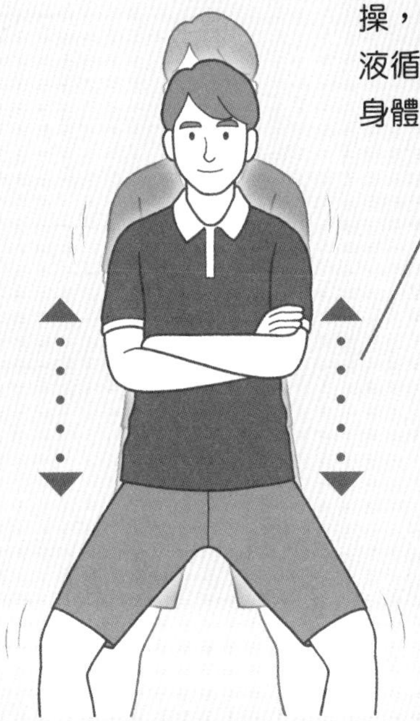

呼吸的部分，在腰部往下前吸氣，一邊吐氣一邊將腰部往下、再抬起，恢復原本的站姿時吸氣。不要憋氣，要邊做邊配合節奏地呼吸。

當身體慢慢習慣蹲式體操之後，再做蹲深一點的蹲式體操。

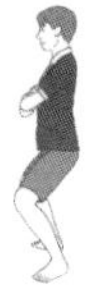

當身體慢慢習慣了蹲式體操之後，再做平日常做的蹲深一點的蹲式體操。

還有，做這個運動，會刺激到心肺，呼吸會慢慢加快，能夠預防中高年齡者常見的心肺功能低下的情況。為了避免喘不過氣來，請不要憋氣，要邊做邊配合節奏地呼吸。

你要在腰部往下前吸氣，邊吐氣邊將腰部往下、再抬起，恢復原本的站姿時吸氣。不要憋氣，要邊做邊配合節奏地呼吸。

如果你連續做淺蹲蹲式體操時會呼吸困難的話，表示速度與腰部蹲的深度不適合你，請自己調整一下。

中高年齡者隨著年紀增長，呼吸功能會變差，容易有心悸與氣喘的情況。不要勉強，請維持讓自己輕鬆的呼吸，愉快地做運動吧。

第三章

解決不同症狀的蹲式體操組合

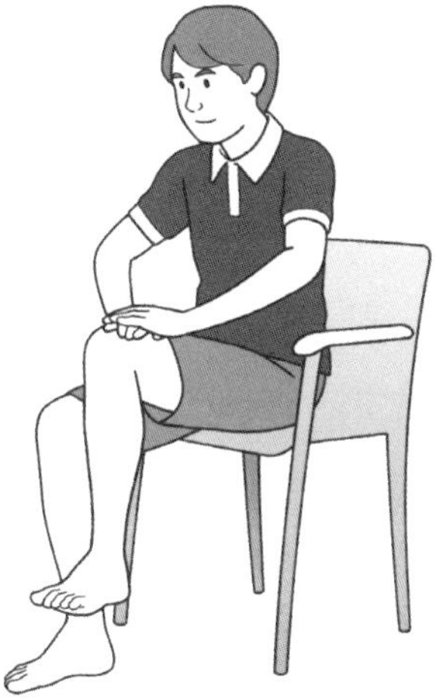

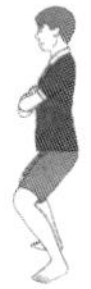

運動裡加入蹲式體操，讓身體變輕盈——
透過蹲式體操讓你從體內變健康

●偏頗的體操反而會造成身體疼痛

前職棒選手工藤公康第一次來找我，是他二十七歲發生膕繩肌嚴重扭傷的時候。因為肌肉過度使用，他的患部完全不像才二十七歲的選手該有的情況。已經無法以按摩或物理治理改善，所以我告訴他只能訓練強化患部的周邊，來消除疼痛。

他原本是來治療的，一開始他不能理解我說的意思，但是他聽從我的建議，很認真地訓練髖關節，然後他徹底痊癒了。他不是透過「治療」，而是藉由「功能恢復」成功地消除疼痛。

我年輕時讀過貝原益軒的《養生訓》，了解人類身體裡的每個器官都具有相關連性，身體內部的氣是循環的，維持完整的生命體。身體並不是一個聚集器官的東西而已。

我在學生時代是跨欄田徑選手，但我跟工藤公康一樣，對這些事一無所知，過度偏重肌力訓練，使得運動生命縮短。但當我當上訓練員後，平常就會以這個觀點來思考有效率的運動法。

例如某人做的是治療肩膀僵硬的體操，我會建議他連蹲式體操也一起做。

就如我前面的說明一樣，蹲式體操所鍛鍊的髖關節是人類身體的中心，那一帶的肌肉、神經、血管等對全身有各種不同的影響。

即便是想解決肩膀僵硬的情況，最理想的作法就是從身體的中心開始鍛鍊，再從腰到背部，再從背部到肩膀一帶。尤其是中高年齡者有身體不適的情況，不這樣從全身的運動機能來考量的話，很快又會復發。

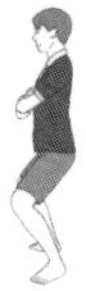

本章所介紹的簡單、輕鬆的體操，能夠改善困擾中高年齡者的症狀。每一個都是像蹲式體操般輕鬆能做到的體操。還有介紹能有效改善各症狀的運動組合。即使是讓身體健康的運動，但身體活動的順序與強度等差別，將會影響效果，這一點請大家特別留意。

當你做體操時，處於身體重心的髖關節能取得平衡。如果你確實做蹲式體操，髖關節變得柔軟的話，就能正確地做出動作，體操的效果自然會提高。此外，身體的動作變靈活，也能減少受傷的風險。

●蹲式體操能讓身體組織回到巔峰狀態

這一章介紹的運動中，有暖身與緩和的蹲式體操組合。

身體暖和後，肌肉的溫度會提升，保持彈性，關節能靈活轉動，在此時做體操的話，能讓血液循環變好，身體組織也會變得較活潑。還有當你運動時，會帶給肌肉強大的力量，所以肌肉、連接肌肉和骨

蹲式體操的組合

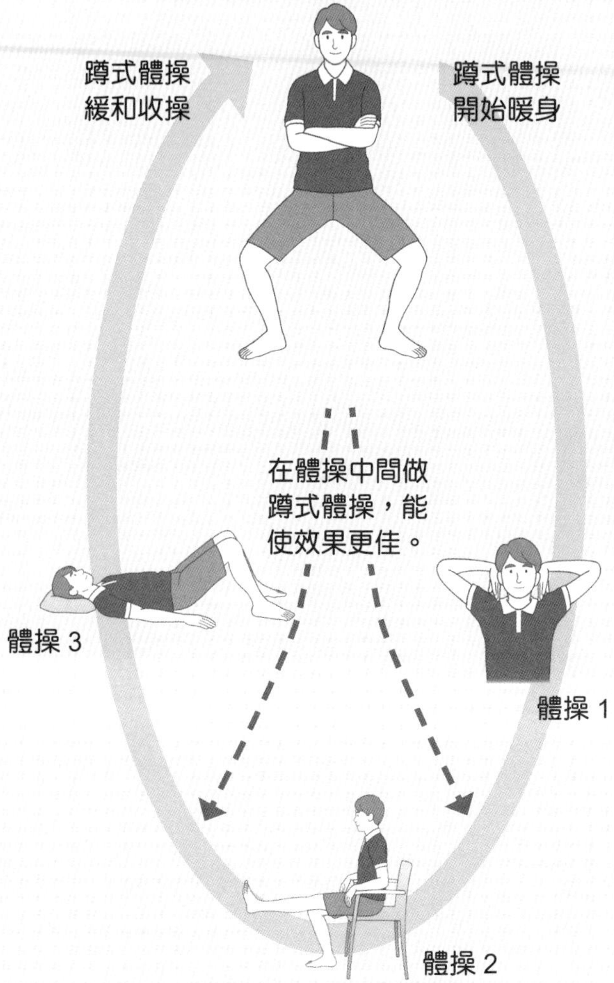
蹲式體操
緩和收操
蹲式體操
開始暖身
在體操中間做
蹲式體操，能
使效果更佳。
體操 3
體操 1
體操 2

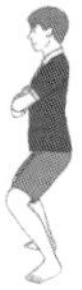

頭的肌腱會變得活動不易，如果彈性不夠的話，即會感到疼痛。

特別是中高年齡後，身體組織的彈性與柔軟性會變差，所以有必要讓身體暖和。因此我不推薦慢跑，做蹲式體操就很足夠了，蹲式體操可以達到慢跑無法達到的伸展效果，任何時間與場地都可以，而且不會耗費過多體力。

可以做蹲式體操讓身體暖和，再做幾種不同的體操。做數種體操的組合，會讓成效更好。而且為了提升效果，在兩種體操之間，你可以做些蹲式體操。

結束時做蹲式體操緩和下來。請你慢慢、靜靜地做，以和緩的運動來做結束，才不會有疲勞感。

如果你有受傷等情況，無法做蹲式體操的話，也能以躺姿做扭腰運動（90頁）和轉動髖關節運動（126頁）。

如果想要讓體操的效果更好，可以邊調整呼吸，邊放鬆肌肉地做體操。請依照體操的順序，邊正確呼吸邊做體操吧。

還有，請一邊做體操時，一邊有意識地想「現在是在使用哪裡的肌肉」。你越能感受到那個部位，越能夠提高肌肉的感覺，讓運動效果更為提升。如此不斷反覆做同一個體操的話，便會形成腦與肌肉的回路，就能夠讓體操做得更流暢。

最重要的就是每天持續、不間斷，因為持續是最困難的。也是會有失敗的時候，但是請你不要想著「沒辦法持續就沒有意義了」而放棄，突然想到要做的時候再做也可以。即使是三分鐘熱度的人，1天做3次，若做了3天，也做了9次了。就算只做了這樣，體操的效果還是值得期待的。

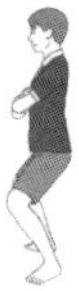

改善肩膀僵硬——活動肩胛骨的話，肩膀僵硬也會改善

一般來說，肩膀僵硬通常都是由肩關節周圍的肌肉變硬，而形成血液循環不良的狀態所引起的。像這樣的肩膀僵硬常會變成慢性，如果你想要治好肩膀僵硬，其關鍵就是肩胛骨。

當你抬頭挺胸時，背後像天使翅膀般突出的骨頭就是肩胛骨。肩胛骨擔任的工作是與肱骨、肩關節連接，而且還和鎖骨一起連結手臂和軀幹。

雖然肩胛骨擔任如此重責大任，但是它沒有和肋骨、脊椎連接，也就是突出的狀態。而且肩胛骨藉由關節與肱骨連接的部分，也只有嵌入肩胛骨的淺凹處，所以很容易脫臼。也可以說肩胛骨一直處於不安定的狀態。因此支撐肩胛骨的肌肉，例如斜方肌等就易變得緊繃。如果這種狀況再加重，肌肉即會變硬，然後壓迫到肌肉內部的血管，使血液循環變差，於是就會出現慢性肩膀僵硬的症狀。尤其現代人常做打電腦與寫字等辦公室工作，因此容易引發肩膀僵硬。在做辦公室工作時，為了讓手腕安定與手指的動作正確，需要固定肩胛骨。如果長時間維持一個姿勢，會造成血液循環不良。

肩膀僵硬的關鍵就是肩胛骨。常常運動肩胛骨，是消除肩膀僵硬的第一步。請你常常活動肩胛骨，刺激肌肉，改善血液循環吧。

●以「轉動肩膀」來活絡肩胛骨周圍的肌肉

你轉動肩膀能活絡肩胛骨周圍的肌肉，轉動的動作大，效果會更好。我為大家介紹「轉動肩膀」的體操，它同時也能消解頸部一帶的緊繃。

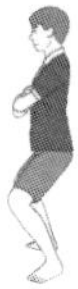

①請你雙腳打開與肩同寬，背部打直站立。手肘彎曲，兩手手指輕輕放在肩膀上。

②兩邊手肘往上抬起，手肘抬高至頭旁邊。

③手肘畫圈般地轉動，然後手肘回到面前。

④兩邊手肘往下轉動，轉到最下面時再轉回上面，回到①的姿勢。以這個方式做4到6次，另一個方向也做同樣的次數。要邊意識到肩關節與肩胛骨的動作，邊慢慢大大地轉動。記得做的時候不要憋氣，要邊正常呼吸邊做。

還有，在做這個體操之前，要先熱身，請你以①的姿勢，做數次小幅度的轉動，待肌肉變鬆之後再開始做體操。注意：當你做小幅度轉動時，如果肩膀發出喀啦喀啦的聲音，請不要做「轉動肩膀」。

轉動肩膀

目標
往前轉、往後轉
各**4～6次**

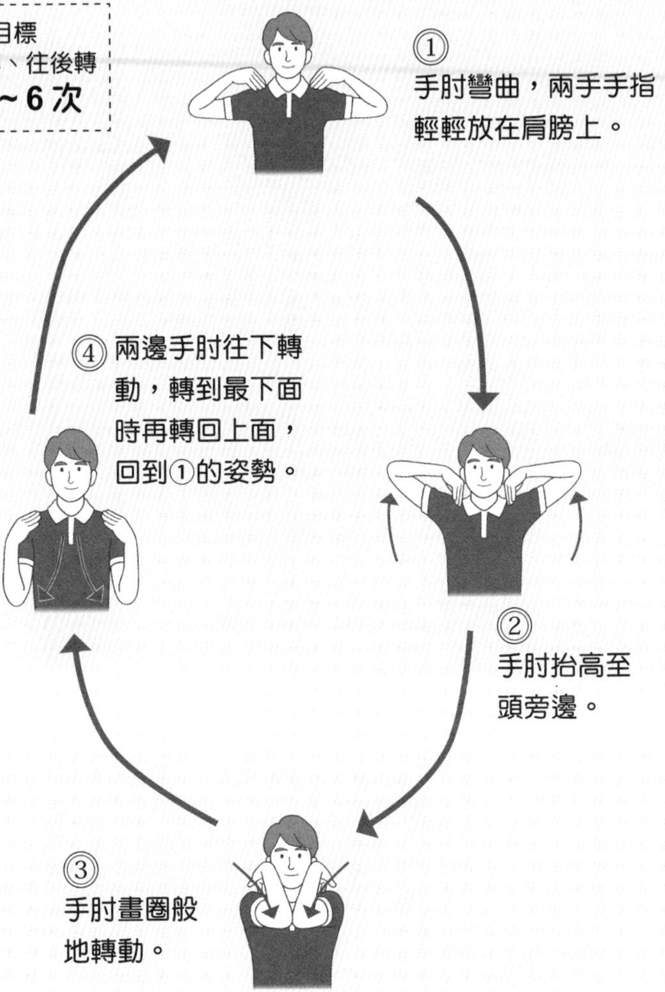
①
手肘彎曲，兩手手指
輕輕放在肩膀上。
②
手肘抬高至
頭旁邊。
③
手肘畫圈般
地轉動。
④ 兩邊手肘往下轉
動，轉到最下面
時再轉回上面，
回到①的姿勢。

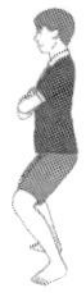

●藉由「肩膀交叉伸展體操」好好動一下肩膀

好好活動肩關節的體操也能改善肩膀僵硬。介紹「肩膀交叉伸展體操」給大家，這個體操讓手臂往上伸展的肩關節可動範圍變廣，同時還能伸展到側腹。

①雙腳打開與肩同寬，背部打直站立。雙手在身體前方交叉，雙手交握，然後兩手慢慢地往上抬高至頭上。

②慢慢吐氣，打直手肘，將雙手往上伸直。伸直時手臂能貼在耳朵旁邊是最好的狀態，你可以感覺到肩膀與側腹都確實地伸展到，這個動作做8至10次。

如果你做這個體操感到疼痛，請不要勉強，在能力所及的範圍內做即可。

肩膀交叉伸展體操

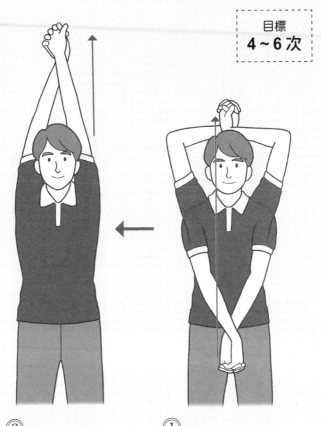

目標
4～6次

①
雙手在身體前方交叉，
雙手交握，兩手慢慢地
往上抬高至頭上。

②
打直手肘，將雙手
往上伸直。

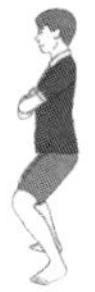

在日常生活中，我們幾乎沒有將肩膀往正上方抬高的機會，反覆做這個體操，來讓肩膀的可動範圍變大吧。而且也可以預防五十肩。

●這個體操組合能改善肩膀僵硬

請你先做蹲式體操，讓全身的血液循環變好後，再來做「轉動肩膀」、「肩膀交叉伸展體操」吧。

前面提到的松田哲博做蹲式體操，改善肩膀僵硬的效果，以下就是對此的說明。

「蹲式體操可以刺激髖關節，使其變不緊繃，如此一來，其上的腰部與背部也會變柔軟。蹲式體操能讓腰痛和緩，並放鬆背部，也有改善肩膀僵硬的效果。」（引自《相撲力士的「蹲式體操」訓練隱藏的驚人祕密》，實業之日本社）

請你做以下的體操組合，好好期待像這樣的連鎖效果吧。

改善肩膀僵硬的體操組合

一個組合
在不勉強的範圍內 **1～3 次**

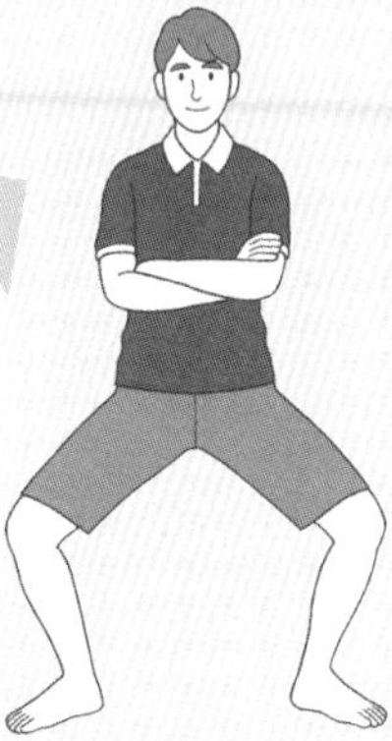

①
蹲式體操
──8~10 次
先讓全身的血液循環變好。
→ 51~65 頁

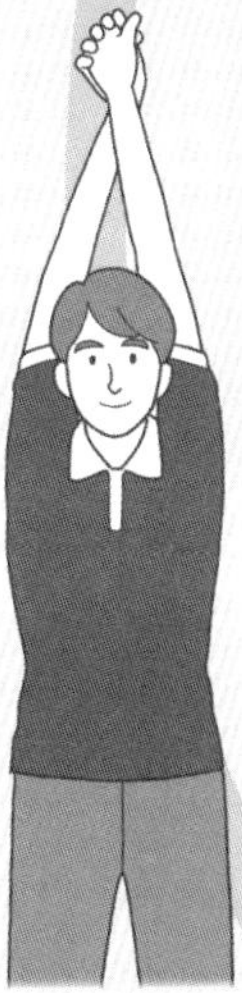

③
肩膀交叉伸展體操
──8~10 次
以讓肩胛骨可動範圍變大為目標來做。
→ 109 頁

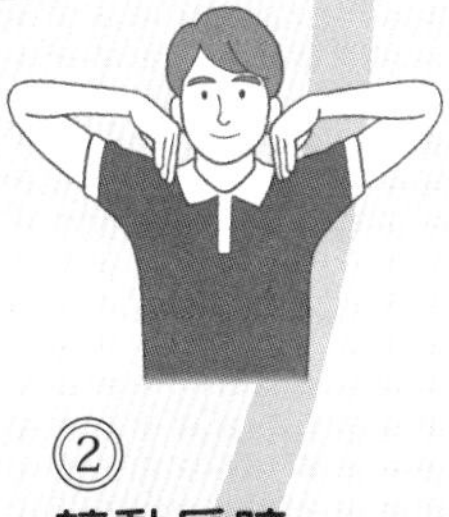

②
轉動肩膀
──往前轉、往後轉各 4~6 次
慢慢大大地轉動。
→ 107 頁

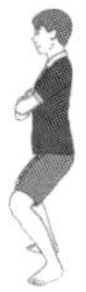

改善頸部僵硬——
肩胛骨能大動作活動，頸部僵硬也會變和緩

頸部的肌肉無論前側或後側都是由無數個細小肌肉所組成的。頸部後側的肌肉上方重疊著斜方肌，與頸部、肩胛骨和脊椎相連。這些肌肉承受了約5公斤的沉重頭部。

頸部周圍的肌肉很容易累積疲勞，如果使用過度或完全不使用的話，便是造成血液循環不良、僵硬與疼痛的原因。

如果有頸部僵硬與不適，可以適度地伸展、收縮頸部，活絡頸部並促進血液循環。

一般來說，造成頸部僵硬的是斜方肌。在本書的105頁有針對斜方肌與肩胛骨的關係、引發肩膀僵硬原因的說明。換句話說，斜方肌與肩膀僵硬、頸部僵硬有關連，好好地活動斜方肌，使其活絡的話，便能改善頸部僵硬。只要斜方肌能靈活，肩胛骨也就能靈活自如。

●以「肩胛骨體操」活絡頸部一帶

我介紹給大家能活動肩胛骨的體操，就是「肩胛骨體操」。這個體操與「轉動肩膀」一樣是活動肩關節，但此體操還可大大活動肩胛骨和周圍一帶的肌肉。

①雙腳打開與肩同寬，背部打直站立。手肘彎曲，兩手手指輕輕放在肩膀上。

②手肘在身側轉動，肩胛骨要有意識地往背部中央靠攏。

③將兩邊手肘往上抬，手背貼在耳朵上，手肘抬高至頭部。

④手肘大大往前伸，兩手肘在面前貼合，此時留意不要駝背。請

肩胛骨體操

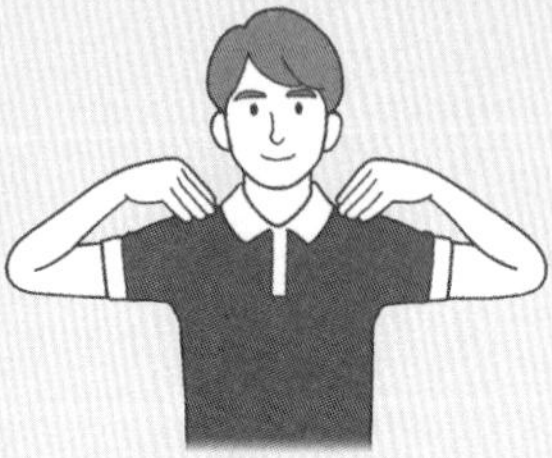

①
手肘彎曲，兩手手指
輕輕放在肩膀上。

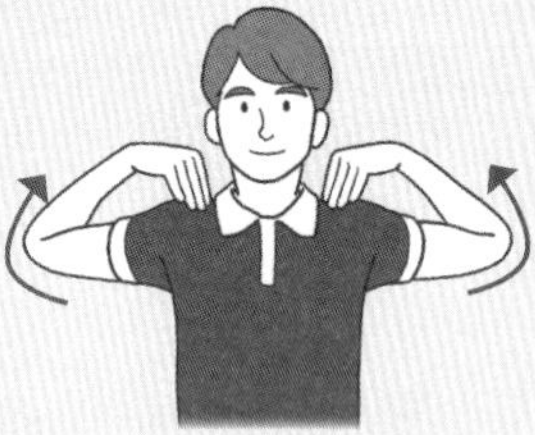

②
肩胛骨要有意識地往
背部中央靠攏，手肘
在身側轉動。

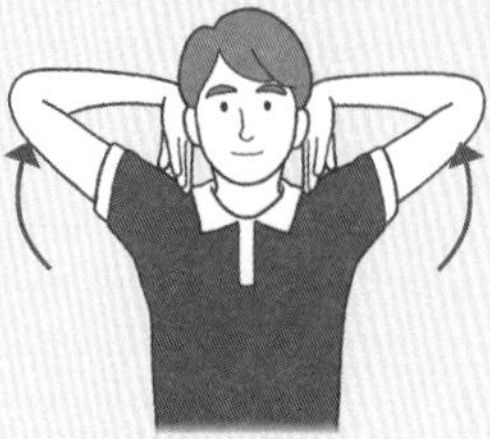

③
手背貼在耳朵上，手肘
抬高至頭部。

目標
往前轉、往後轉
各**4～6次**

④
兩手肘在面前貼合，
大大地往前伸。

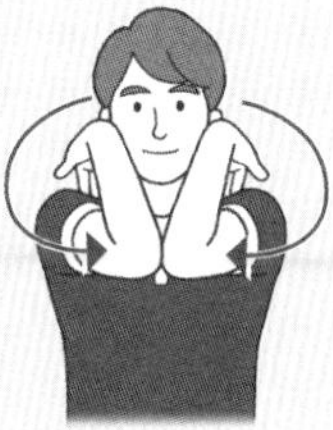

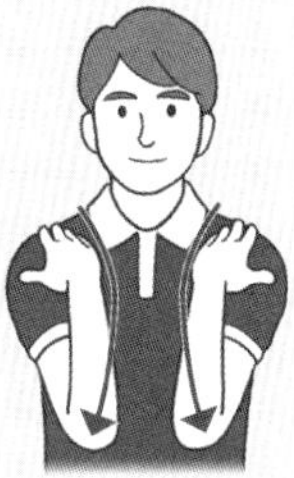

⑤
兩邊手肘大大地
往下。

⑥
兩邊手肘抬高到身體旁邊，回復到①的姿勢。

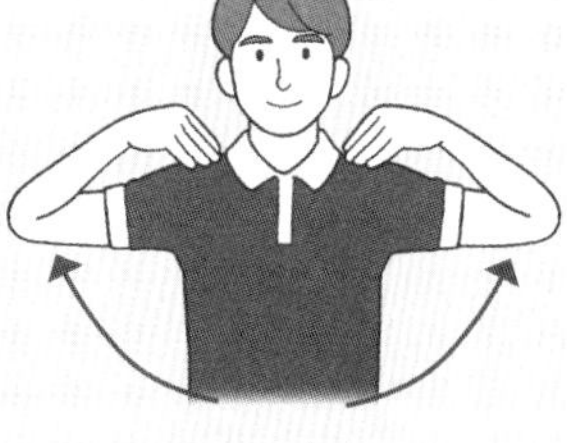

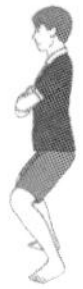

將注意力放在背部，邊做邊想像左右肩胛骨分開。

⑤兩邊手肘大大地往下。

⑥兩邊手肘抬高到身體旁邊，回復到①的姿勢。此體操反覆4至6次，反方向也做同樣的次數。

做這個體操時，邊正常呼吸邊有意識地動肩胛骨，但肩膀不要用力。慢慢盡可能地大大轉動手肘。

如果你轉動肩膀時發出喀噠喀噠的聲音，請先做105頁介紹的「轉動肩膀」這個較基礎的運動，待肩胛骨周圍活絡後，再慢慢地加大動作。

●改善頸部僵硬的祕訣是背部呈一條直線的凹陷

當你做113頁的②的動作時，兩邊手肘往身後轉動，此時你要想像

肩胛骨體操的重要關鍵

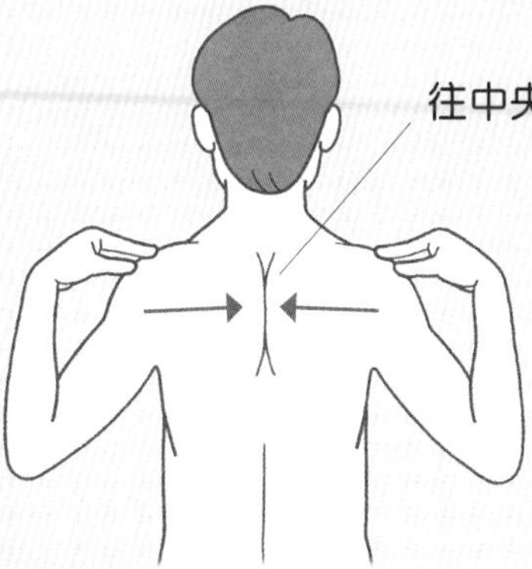

從後面看的話

想要活絡肩胛骨周圍的人，請做 114 頁②的動作，左右肩胛骨往背部中央靠攏。可以讓背部的中央變成一條直線的深深凹陷是最佳狀態。

從側面看的話

想像重心在後面，大大打開胸部。

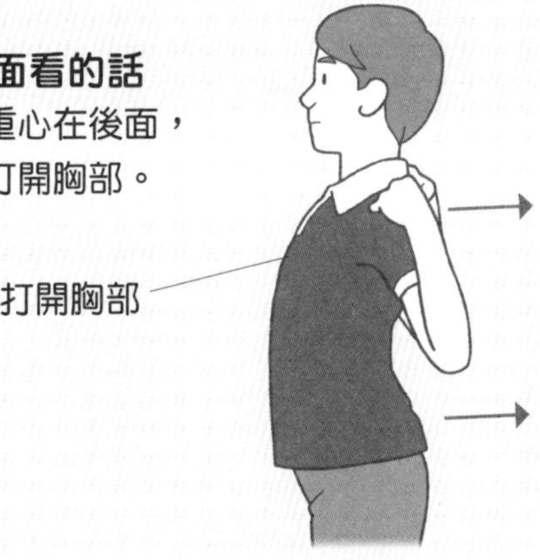

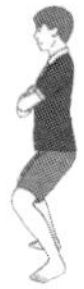

重心放在後面，呈現大大打開胸部的狀態。如此一來，左右肩胛骨就能往背部中央靠攏夾擠。肩胛骨周圍的肌肉已變鬆的人，背部的中央就能變成一條直線的深深凹陷。

這也是讓你檢視自己的肩胛骨是否動作夠靈活，請照鏡子確認看看吧。

●這個體操組合能改善頸部僵硬

如果你有頸部僵硬的毛病，請做蹲式體操促進全身血液循環，再追加做「扭轉肩膀蹲式體操」和「肩胛骨體操」。這幾個運動反覆做的話，能慢慢活絡肩胛骨周圍的肌肉。而且這個組合也能有效改善肩膀僵硬。

改善頸部僵硬的體操組合

一個組合
在不勉強的範圍內 **1～3 次**

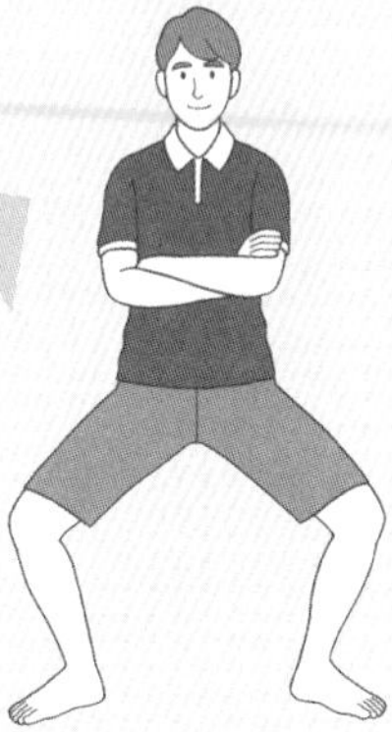

①
蹲式體操
──8~10 次
促進全身血液循環。
→ 51~65 頁

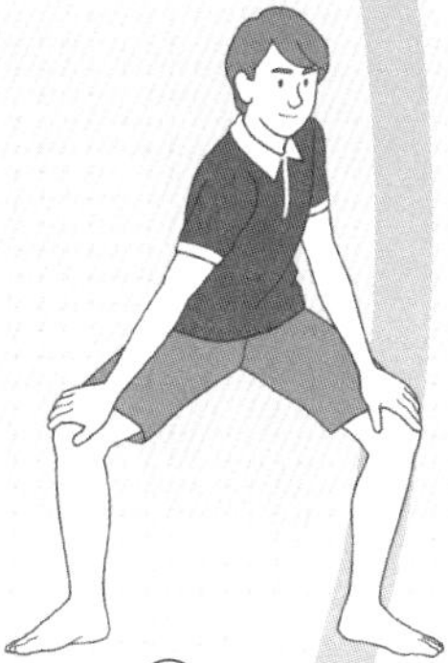

②
扭轉肩膀蹲式體操
──左右各 4~6 次
從頸部到腰部的背部伸展。
→ 79 頁

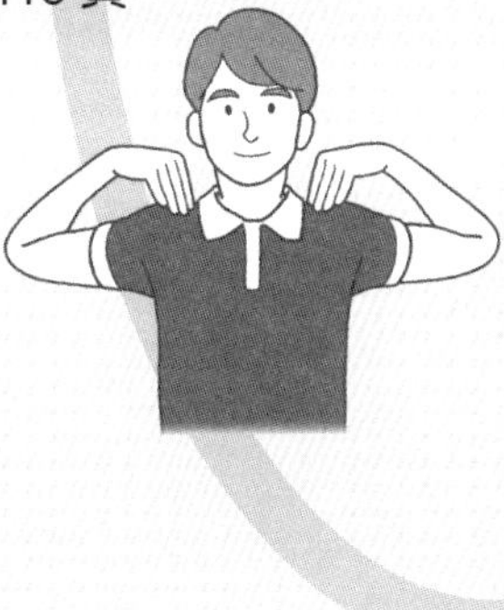

③
肩胛骨體操
──往前轉、往後轉各 4~6 次
大大地活動肩胛。
→ 115 頁

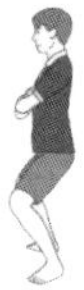

改善腰痛——
髖關節的肌肉變鬆，腰痛就會改善

用兩條腿走路的人類，違反重力，常常保持直立的姿勢。為了支撐抵抗重力的腰部，從臀部的肌肉（臀大肌）為首，使用許多腰部附近的肌肉。腰部不僅抵抗地球的重力，也常在工作、不休息，也是最容易出現問題的部位。

造成腰痛的原因有許多，最主要的是運動不足、日常生活中姿勢不良、站在工作與坐在辦公桌前工作，所引發的腰部周圍的肌肉緊繃與疲勞。還有，腰痛也與腹肌與背肌為了保持姿勢的平衡有關。腹肌比背肌還要弱很多，所以容易引起腰痛。再者當髖關節周圍失去柔軟性，也會造成肌肉的機能降低。臀部的臀大肌、臀中肌、大腿內側的內轉肌、髂腰肌、梨狀肌等深層外旋六肌等變僵硬，也是引發腰痛的原因。

尤其是平常就不使用深層外旋六肌，即很容易肌肉變硬。這個肌肉在演化過程裡，人類以四足步行時是常使用到的肌肉，但人類變成兩腳步行的現在，能使用到這個肌肉的只有運動員而已。以現在的生活型態來看，大家常坐在椅子上，沒使用到那個肌肉，更可說是一動也不動。於是那個肌肉萎縮，當在做某個姿勢時，會因為拉扯到骨頭或骨頭歪掉而造成腰痛。可以藉由做蹲式體操來活動這個肌肉。

提到腰部的話，一般大家只會想到是背部下方的腰背部，但腰與髖關節的肌肉有密切的關係。要知道腰與髖關節是密不可分的。

另外，中高年齡者的腰痛多半是脊椎、髖關節和膝蓋變形所造成的。例如因為髖關節疼痛而造成的髖關節變形，在做動作時雙腳的平衡變差，給腰部帶來過多的負擔，而引發腰部痛。

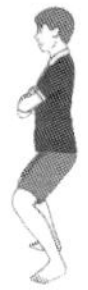

想要讓腰痛和緩，得讓因為腰痛而背部與大腿肌肉的緊繃變鬆，才能有效改善腰痛。因此你必須做能使腰部周圍肌肉彎曲、伸展的伸展體操，才會發揮效果。彎曲與伸展是物理性地讓其周圍的肌肉變柔軟，讓身體的柔軟度提高，如此一來，血液循環會變好，肌肉的緊繃也會變鬆，疼痛也會減輕。

●以「背部伸展運動」讓背部與大腿內側變鬆

為大家介紹「背部伸展運動」，來讓腰痛變和緩，也能讓背部的肌肉與膕繩肌變鬆。

①將雙腳並攏往前伸，坐在地板上。背部打直，縮下巴，手放在身體旁邊。

②慢慢吐氣，手往前伸直，上半身慢慢往前倒下，要留意膝蓋不

要彎曲。要邊意識到背部與腳後側的伸展邊做。上半身往前倒的姿勢維持3至5秒，做8至10次。

此外，如果膝蓋彎曲至90度來做，不只伸展到背部的肌肉，連腰部周圍的肌肉都能伸展。如果90度的姿勢太難做到的人，只要不會痛的程度就做即可。

●以「大腿伸展運動」來伸展大腿內側，讓髖關節的動作更靈活

接著來做伸展髖關節內側肌肉（內轉肌）的體操。內轉肌是讓髖關節的肌肉動作更靈活的重要肌肉。

①坐在地板上，雙腳打開，兩個腳掌貼合，背部打直。
②慢慢吐氣，上半身往前倒。為了不讓膝蓋抬起，請用手臂壓住

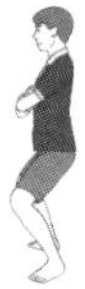

背部伸展運動

①
請你將雙腳並攏往前伸，坐在地板上。

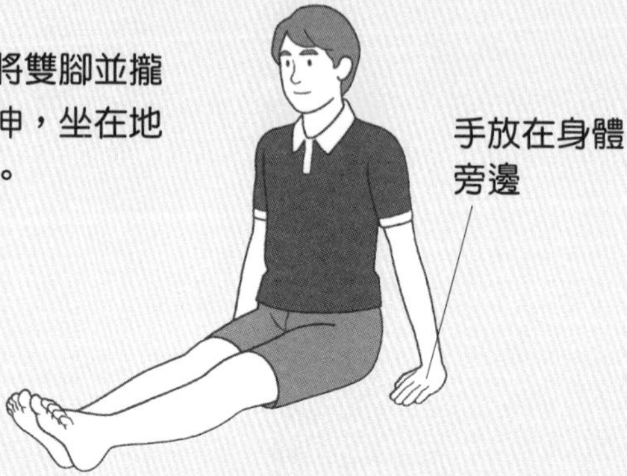

目標
8～10 次

②
要邊意識到背部與腳後側的伸展邊做，上半身慢慢往前倒。上半身往前倒的姿勢維持 3 至 5 秒。

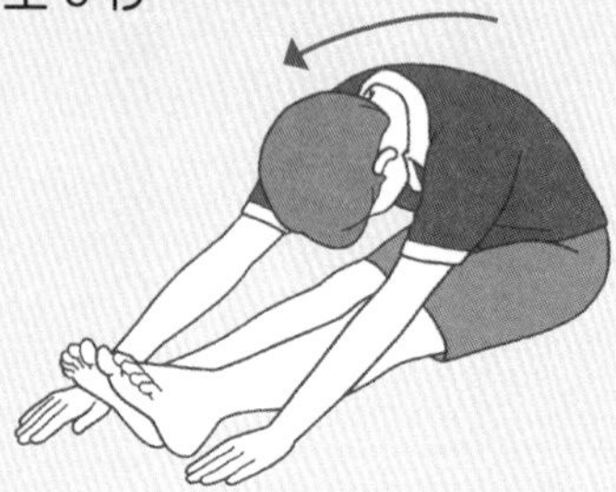

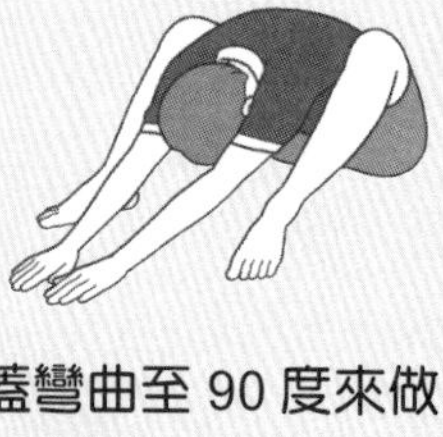

膝蓋彎曲至 90 度來做，不只背部的肌肉，連腰部周圍的肌肉都能伸展到。

大腿伸展運動

①
坐在地板上，雙腳打開，兩個腳掌貼合。

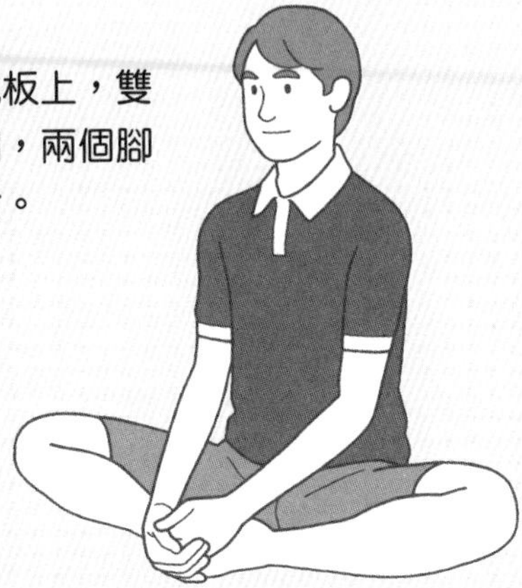

目標
8～10 次

②
為了不讓膝蓋抬起，請你用手臂壓住膝蓋，上半身往前倒。收下巴，視線落在腳後跟一帶。維持 3 至 5 秒鐘後。

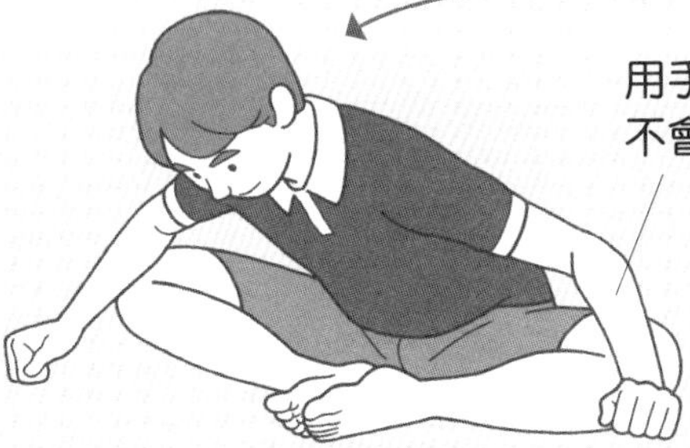

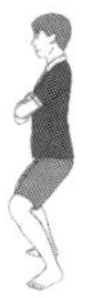

膝蓋。收下巴，視線落在腳後跟一帶。上半身倒下後維持3至5秒鐘後，恢復原位。做8至10次。

●以「轉動髖關節」來提高髖關節的機能

我來介紹能充分使髖關節與髖關節的肌肉變鬆的體操。這是以躺姿，大大地轉動腳的「轉動髖關節」體操。以這個姿勢來做，下半身就不用承受自己的體重，能夠讓你更容易意識到活動的部位。

①將頭枕在枕頭上，仰躺，雙手朝左右打開，單腳膝蓋彎曲（127頁的插圖為左膝），將左腳往上抬高。

②要有意識地打開髖關節，將抬高的左腳慢慢往外側倒。右手壓向地板，要注意肩膀和腰部不要抬起。

③邊伸展左膝蓋，邊將左腳往下移動，膝蓋繞圓般地活動。

轉動髖關節

目標
左右各
8～10 次

①仰躺，雙手朝左右打開，左膝蓋彎曲，將左腳往上抬高。

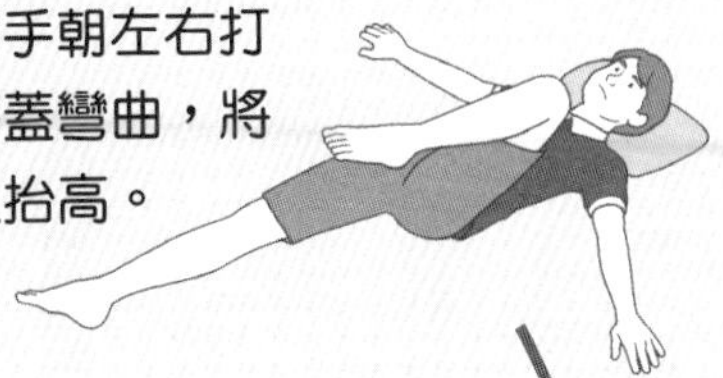

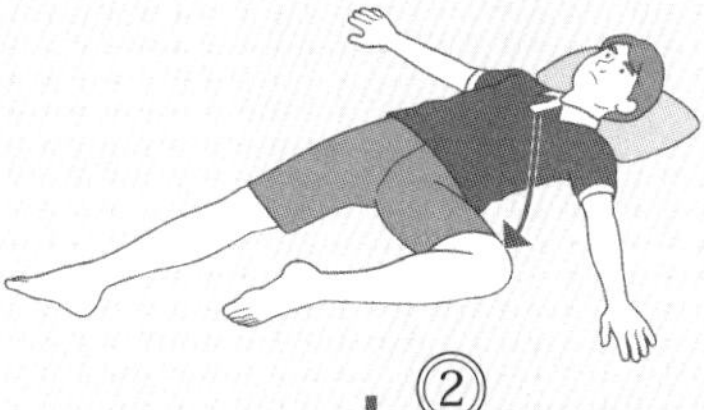

②右手壓向地板，要有意識地打開髖關節，將抬高的左腳慢慢往外側倒。

③邊伸展左膝蓋，邊將左腳往下移動，膝蓋繞圓般地活動。

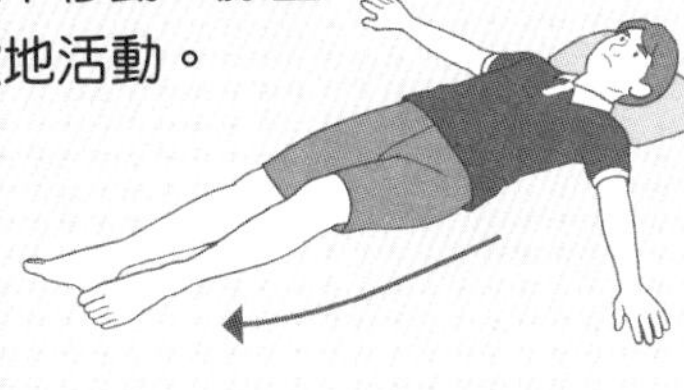

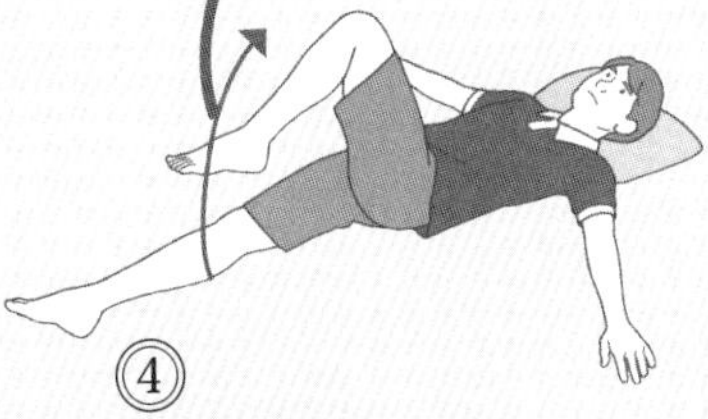

④左膝蓋彎曲，慢慢抬高，左膝蓋往右邊倒，然後再往上抬高，回到①的姿勢。

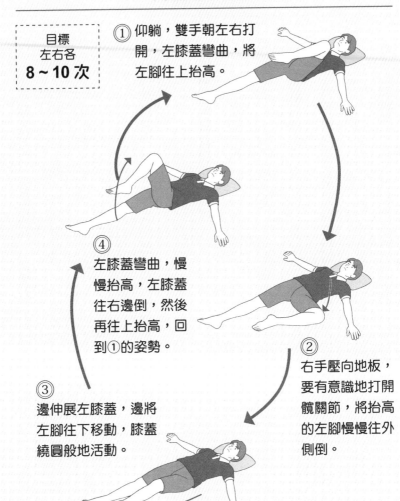

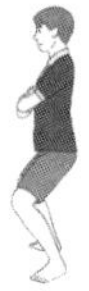

④左膝蓋彎曲，慢慢抬高，左膝蓋往右邊倒，然後再往上抬高，回到①的姿勢。請不要憋氣，做體操時正常呼吸即可。以上動作反覆做8至10次。同樣動作另一側也做1次。

這個體操能讓股四頭肌與髂腰肌等髖關節的肌肉變柔軟。

●這個體操組合能改善腰痛

這個體操的組合是「蹲式體操」、「背部伸展運動」、「大腿伸展運動」、「轉動髖關節」。讓腰痛伴隨的肌肉緊繃好好地變鬆吧。

做蹲式體操時，如果上半身往前傾會造成腰部的負擔，所以請留意上半身保持垂直。要正確地做蹲式體操，才不會帶給腰負擔。

還有，腹肌太弱的話，容易引發腰痛，所以請做第151頁介紹的運動來鍛鍊腹肌。為了不給腰部帶來負擔，請你立起膝蓋做。

改善腰痛的體操組合

一個組合
在不勉強的範圍內**1～3次**

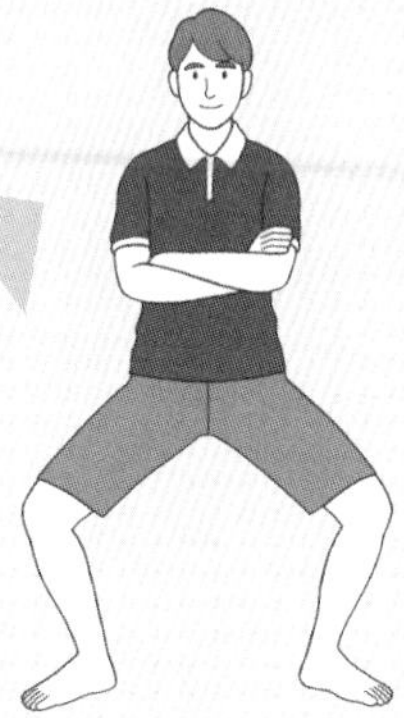

①
蹲式體操
——8~10 次
為了不帶給腰部負擔，將上半身打直來做。
→ 51~65 頁

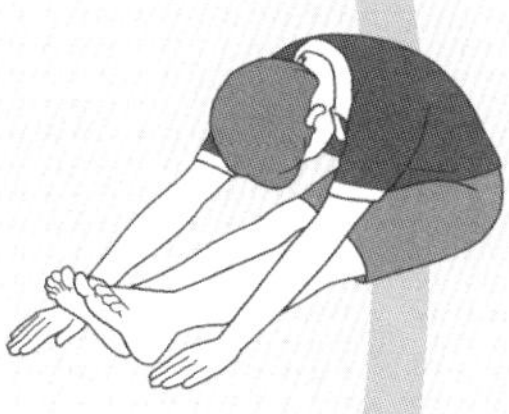

②
背部伸展運動
——8~10 次
伸展背部與大腿內側的肌肉。
→ 124 頁

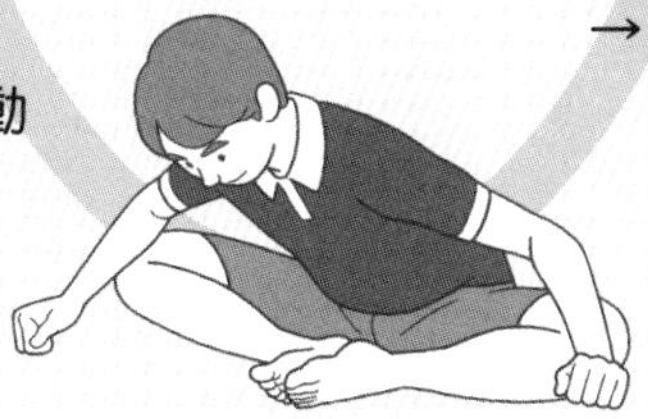

③
大腿伸展運動
——8~10 次
讓髖關節的活動更靈活。
→ 125 頁

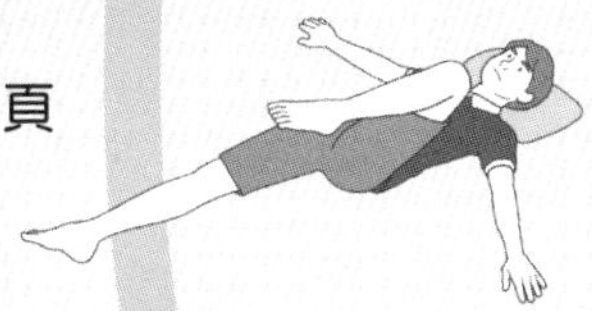

④
轉動髖關節
——左右各 8~10 次
讓髖關節周圍一帶變柔軟。
→ 127 頁

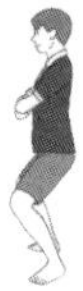

改善膝蓋痛——
提高膝蓋周圍的機能，解決膝蓋的問題

當你做日常生活的動作，如：走路、跑步、坐等，緩和身體所承受的衝擊與取得全身平衡的就是膝蓋。不只如此，膝蓋關節最大承受了體重十倍的負擔，因此膝蓋的骨頭與軟骨很容易受損。

還有，隨著年紀的增長，膝蓋關節會出現受傷與變形的情況，也會因此而造成疼痛。原本膝蓋就有狀況的人，年紀越大，其情況也會日漸惡化。年過六十歲的人約有超過半數，是不是都會覺得膝蓋有點不舒服？

來做能提高膝蓋周圍肌肉、骨頭和韌帶等機能的體操吧。加強支撐身體的力量，增加動作的安定感，它能減輕膝蓋的負擔、讓疼痛緩和。但絕對不能勉強，罹患中高年齡者才有的變形性關節炎而感到疼痛的人，必須在自己能力可及的範圍內做。

在此，我介紹能讓膝蓋的可動範圍變廣、能鍛鍊到讓膝蓋活動的大腿前側肌肉股四頭肌和大腿後側的膕繩肌，和骼腰肌等的運動。不過，如果你連平常的站立、坐著，膝蓋都會痛或有膝蓋等發炎疾病的人，請斟酌考量。

●做「活動膝蓋體操」提升膝蓋機能

請你先來做讓膝蓋關節的可動範圍變廣的基本運動。這是坐在椅子上就能做的運動，所以你在工作空檔的休息時間等輕鬆就能做。

①椅子坐淺淺的，上半身挺直，放輕鬆。如果你坐的是有扶手的椅子，可以將手放在扶手上。

活動膝蓋體操

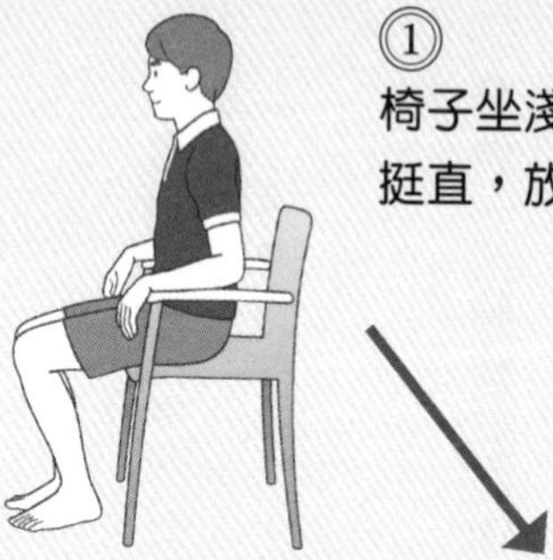

①
椅子坐淺淺的，上半身挺直，放輕鬆。

②
左腳的後腳跟踩在地板上，將腳往前伸，膝蓋打直。

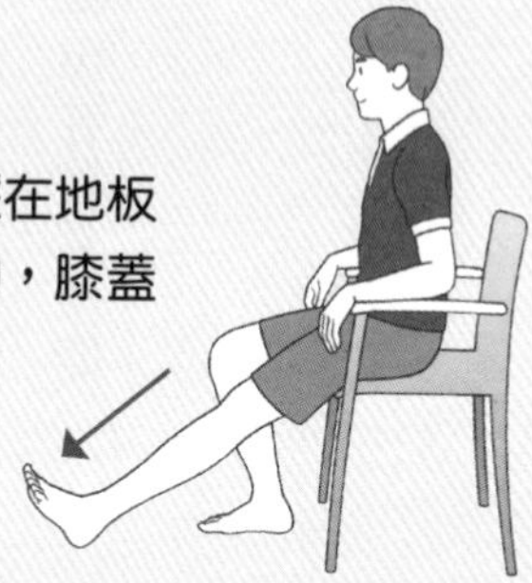

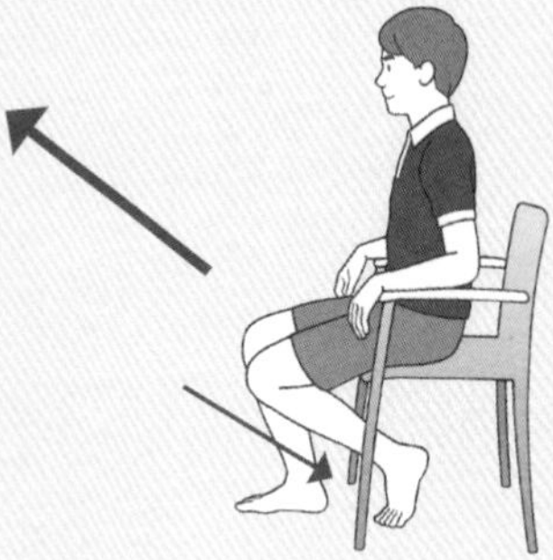

③
左腳往後拉，膝蓋彎曲，只有腳尖踩在地板上。

④
左腳的大腿慢慢抬高，
這時要將意識放在腳踝
一帶。

目標
左右各
8～10次

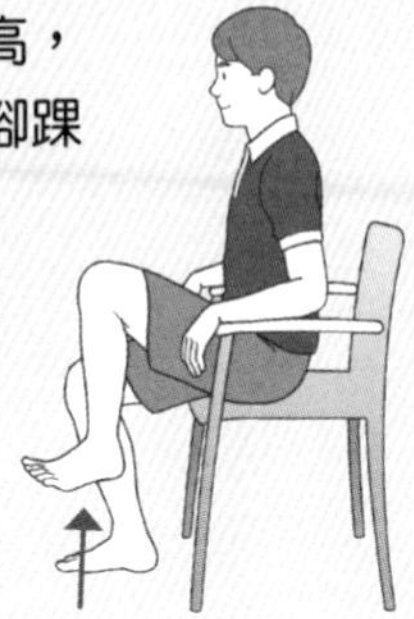

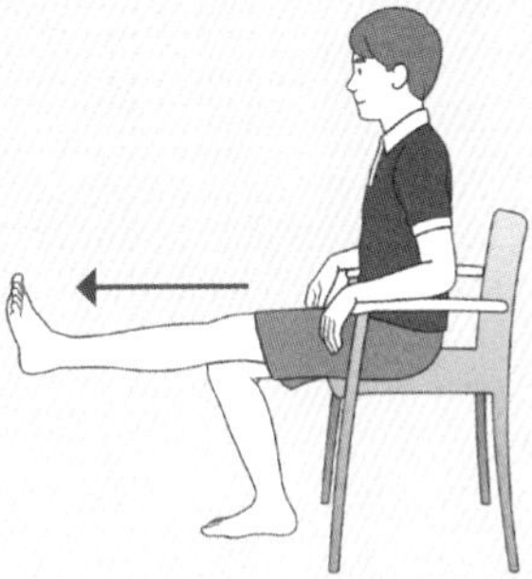

⑤
左腳伸直，盡可能地與地板保持平行。腳尖朝上伸展的話，便能伸展到小腿肚的肌肉。

⑥
左腳回復到①的
姿勢。

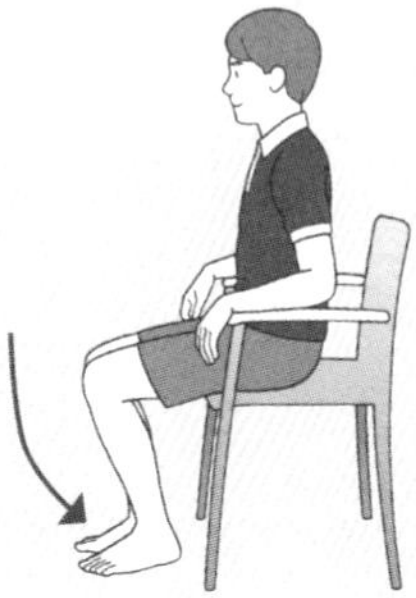

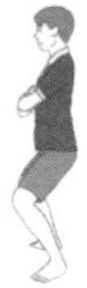

②單腳（132頁的插圖是左腳）的後腳跟踩在地板上，然後請你將腳往前伸，膝蓋打直。

③左腳往後拉，膝蓋彎曲，只有腳尖踩在地板上。

④接著，左腳的大腿慢慢抬高，這時要將意識放在腳踝一帶。

⑤左腳伸直，左腳能與地板保持平行是最好的狀態。腳尖朝上伸展的話，便能伸展到小腿肚的肌肉。

⑥左腳回復到①的姿勢。這個體操做8至10次，另一隻腳也要依照①~⑥的步驟做同樣的次數。

●做「強化膝蓋前側的體操」來加強承擔衝擊的力量

接著同樣以坐在椅子上的姿勢，來做強化膝蓋周圍的運動。雙手放在膝蓋上方往下壓，這樣做不只能鍛鍊到膝蓋周圍的肌肉，連髂腰肌、股四頭肌、腹肌等都能鍛鍊到。

強化膝蓋前側的體操

①
雙手放在左腳的膝蓋上方往下壓，左腳往上抬。此時，腳就像是與雙手互推一般。

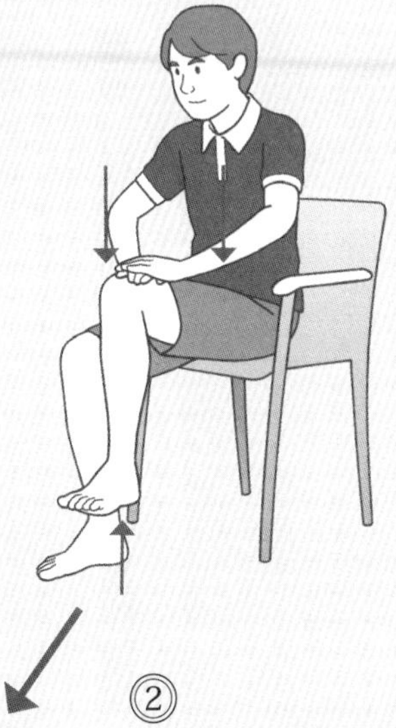

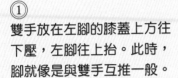

目標
左右各
8～10 次

②
抬起的左腳往伸直。此時，雙手放在膝蓋上，固定膝蓋關節。

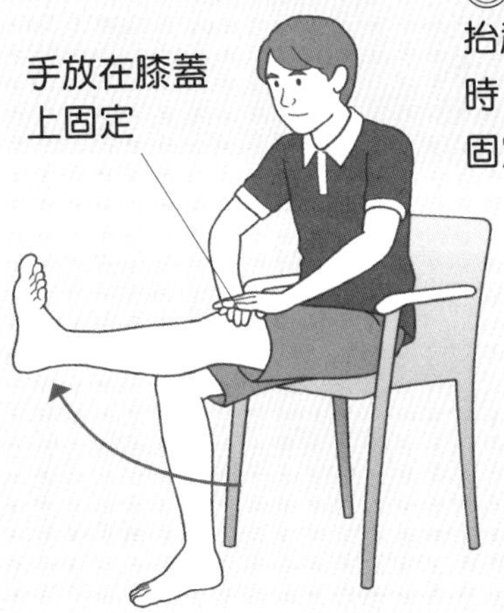

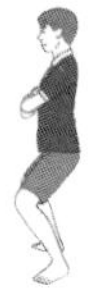

①椅子坐淺淺的，雙手放在單腳（135頁的插圖是左腳）的膝蓋上方往下壓，左腳往上抬。此時，腳與雙手感覺像在互推。

②抬起的左腳往伸直。此時，請你雙手放在膝蓋上，固定膝蓋關節。如此一來膝蓋就能安全彎曲伸展。為了避免姿勢走樣，要邊做邊調整手施力的力量。雙腳分別各做8至10次。如果膝蓋沒辦法伸直也沒關係，不用勉強，這樣做也有足夠的效果。

●做「強化膝蓋後側的體操」讓膝蓋從後側變強壯

這是強化膝蓋前側的體操的變形運動。這個運動不是從上面給膝蓋施壓，而是雙手抱住大腿抬高。如此一來，便能鍛鍊到膝蓋周圍與大腿後側的膕繩肌。

①用雙手抱住左大腿抬高，左腳往下施力。

強化膝蓋後側的體操

①
用雙手抱住左大腿抬高，左腳往下施力。

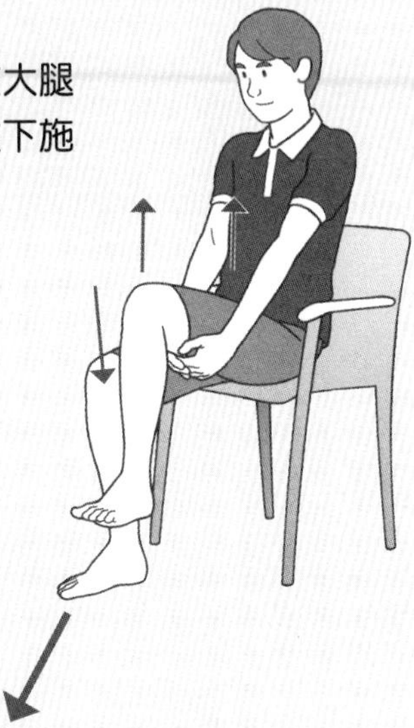

目標
左右各
8～10 次

②
以同樣的姿勢，左膝蓋彎曲與伸直。

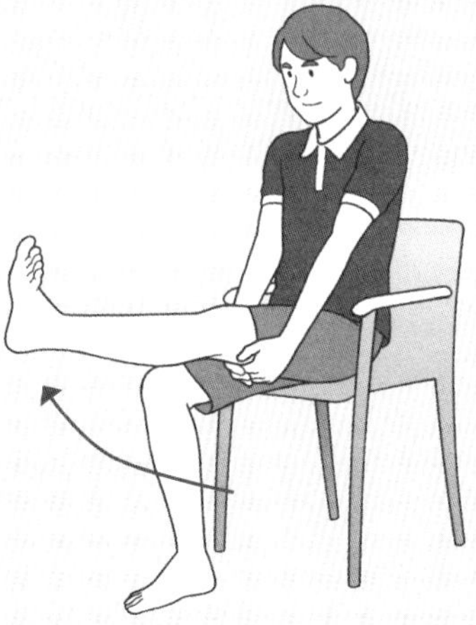

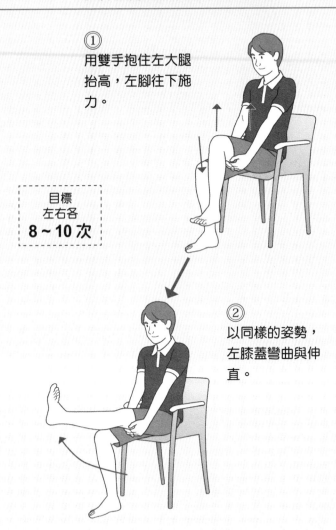

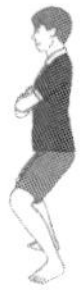

②以同樣的姿勢，將左膝蓋彎曲與伸直。左右腳分別各做8至10次。

●這個體操組合能改善膝蓋的不適與疼痛

行走、跑步等下肢著地時產生的衝擊力，需要髖關節與膝關節相繼彎曲活動來緩衝。髖關節、膝關節與腳踝等的連動，能發揮如彈簧般的功能。

所以先做蹲式體操，讓髂腰肌等變鬆，再做能使膝蓋的可動範圍變廣的運動與鍛鍊膝蓋周圍的運動，就能夠預防膝蓋痛。

改善膝痛的體操組合

一個組合
在不勉強的範圍內 **1～3 次**

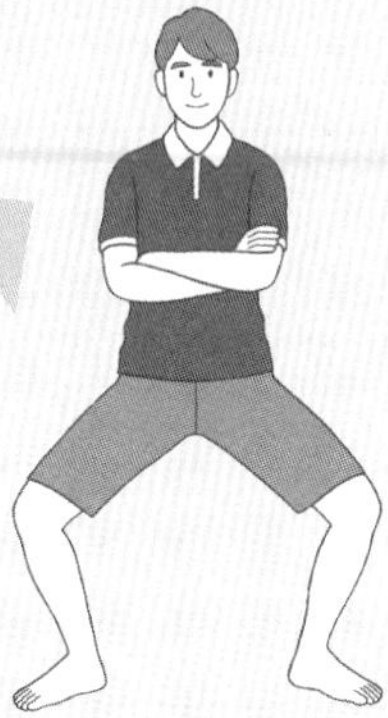

①
蹲式體操
──8~10 次
為防止膝痛，做蹲式體操時，要注意彎曲膝蓋的方式。
→ 51~65 頁

②
活動膝蓋體操
──左右各 8~10 次
讓膝蓋的可動範圍變廣。
→ 131 頁

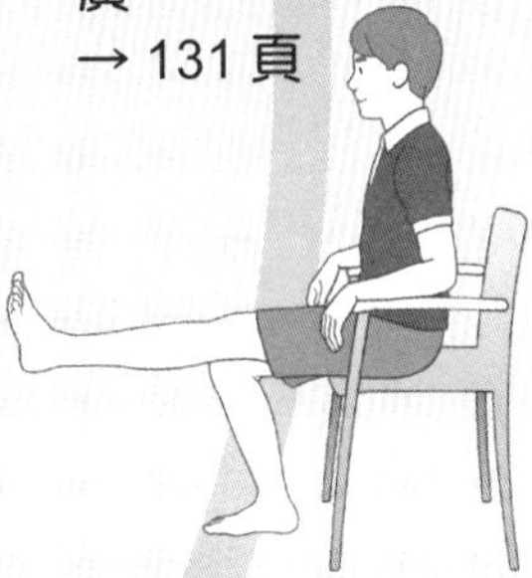

③
強化膝蓋前側的體操
──左右各 8~10 次
坐在椅子上有效率地鍛鍊，能強化伸展膝蓋的肌肉。
→ 134 頁

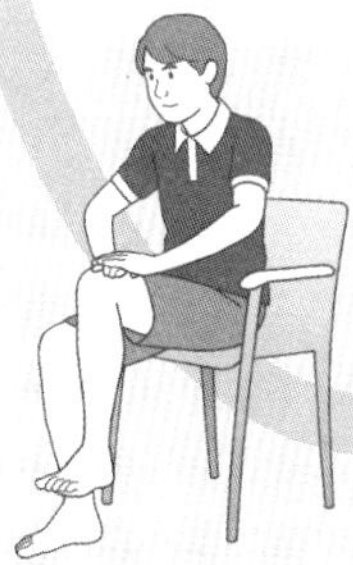

④
強化膝蓋後側的體操
──左右各 8~10 次
能強化彎曲膝蓋的肌肉。
→ 136 頁

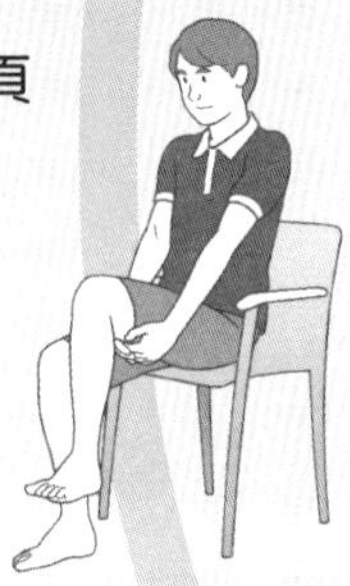

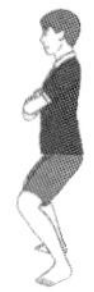

改善末稍血液循環不良——
只要簡單的腳部運動就能讓身體暖和

人類的體溫多半維持在37度，這個溫度最適合人類生命活動不可或缺的體內酵素作用與各種不同化學反應。身體的熱主要功能是製造肝臟等臟器與肌肉，以及將血液運輸到全身的每個角落。換句話說，肌肉不只是驅動人類身體的運動，它也將我們攝取的食物能量轉換成熱能，可說是熱能轉換機器。

末稍血液循環不良是荷爾蒙與自律神經等失調所造成的，但隨著年紀增長，肌肉會衰退、新陳代謝等機能的運作也會變差，於是影響了熱能產生與循環，便會出現末稍血液循環不良的情況，手指與腳趾變得冰冷，就是典型的末稍血液循環不良。

在此介紹改善的運動。

●以「夾毛巾體操」讓身體從腳開始變暖和

這是將毛巾鋪在地板上，用雙腳的腳趾夾起毛巾的簡單體操。藉由腳趾的閉合與打開，強化腳掌、足關節、小腿周圍等肌力，也能改善末稍血管的血液循環。

①將毛巾鋪在地板上，雙腳放在毛巾上。如果你無法保持穩定的姿勢，也可以坐在椅子上。

②雙腳腳趾夾起毛巾，拉至面前。這不只動到腳趾而已，是連腳掌整個都需要使用到的大動作。

③放掉腳趾的力氣，讓毛巾掉下來。此時腳趾要大大張開，效果會更好。雙腳都各做8至10次。當腳用力時，請你要邊吐氣邊

夾毛巾體操

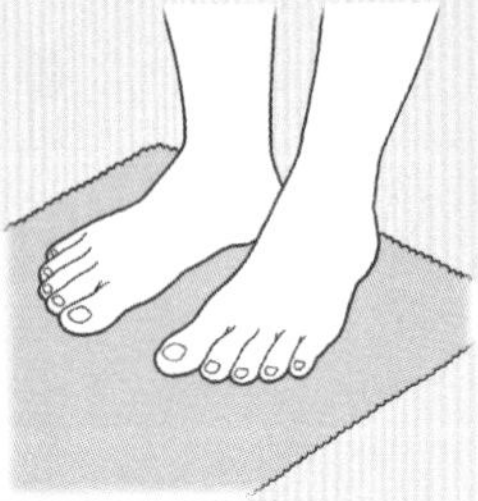

①
將毛巾鋪在地板上，
雙腳放在毛巾上。

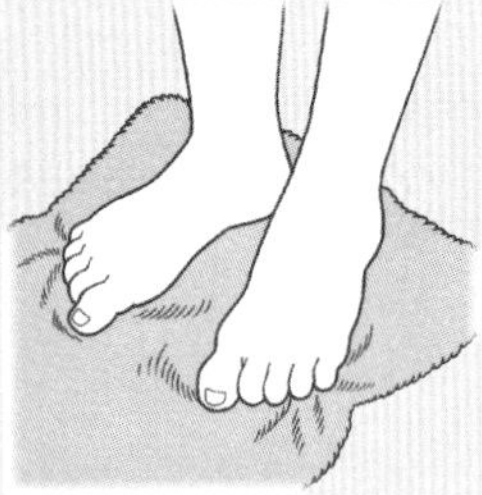

②
雙腳腳趾夾起毛巾，
拉至你的面前。

目標
8～10 次

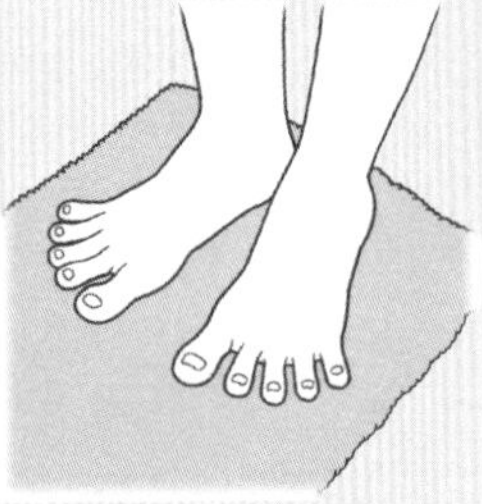

③
放掉腳趾的力氣，讓毛巾掉下來。此時腳趾要大大張開。

做，這個體操能讓腳變熱。

●以「抬高腳尖體操」活化腳踝與小腿的肌肉

光是腳尖上上下下的運動，就能大大提升腳踝一帶與小腿前側的肌力。最推薦給容易在走路時絆腳跌倒的人。

①請讓左右腳承受均等的體重，打直背脊站好。如果你站著有困難，也可以坐著。

②將重心移到雙腳的後腳跟，將單腳（144頁的插圖是左腳）的腳尖抬高。此時不要將重心移到右腳，重心一樣放在雙腳的後腳跟。

③左腳的腳尖放回地上時，立刻抬起右腳腳尖。此時也不能把重心移到左腳。請你邊慢慢做，邊將意識放在腳踝周圍的肌肉。

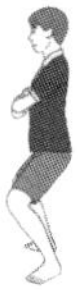

抬高腳尖體操

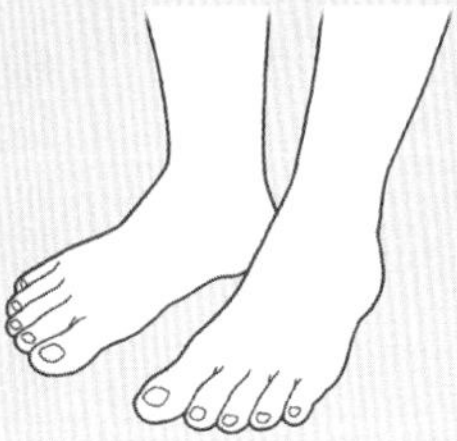

①
左右腳承受均等的體重，
打直背脊站好。

②
將重心移到雙腳的後腳跟，
將左腳的腳尖抬高。此時不
要將重心移到右腳，重心一
樣放在雙腳的後腳跟。

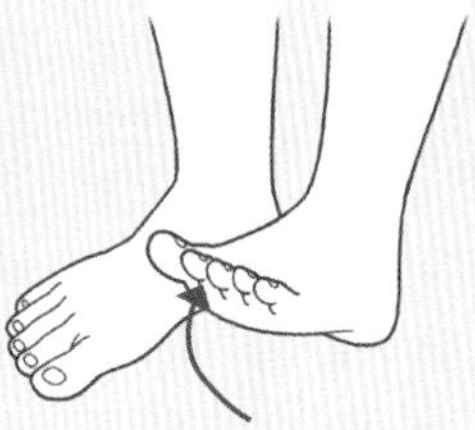

目標
8～10 次

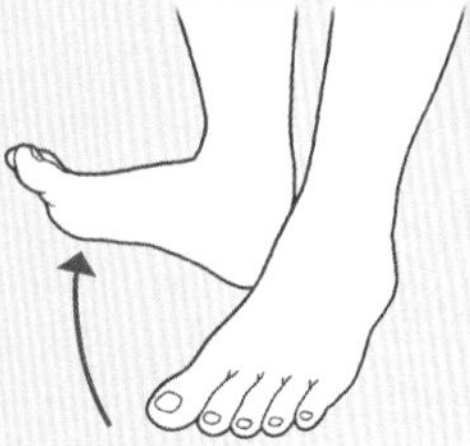

③
左腳的腳尖放回地上時，立
刻抬起右腳腳尖。請你邊慢
慢做，邊將意識放在腳踝周
圍的肌肉。注意不能把重心
移到左腳。

②～③的步驟做8至10次。

●以「擺動腳體操」讓腳尖也變暖

①請你將手放在椅子上，腳往前方抬高，擺動腳尖。

②在腳尖打直的狀態，骨盆不要動，腳朝前後擺動3次，左右也擺動3次。

③接著將腳尖朝外，前後擺動3次、左右也擺動3次。然後腳尖與膝蓋轉往內側，也做同樣的體操。兩隻腳都要做。

●這個體操組合能改善末稍血液循環不良

先做蹲式體操，改善下半身的末端血液循環。之後再做「夾毛巾體操」、「抬高腳尖體操」、「擺動腳體操」，改善末稍血液循環不良。

擺動腳體操

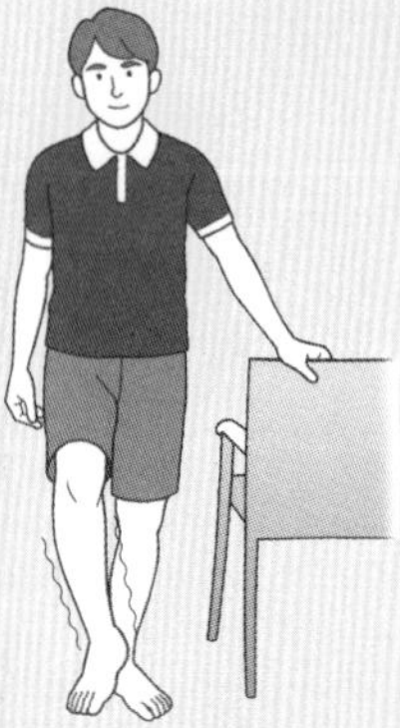

①
將手放在椅子上，腳往前
方抬高，擺動腳尖。

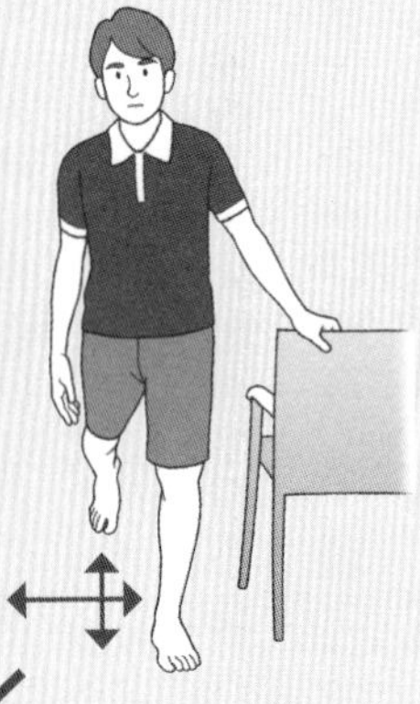

②
在腳尖打直的狀態，骨盆不
要動，腳朝前後擺動 3 次，
左右也擺動 3 次。

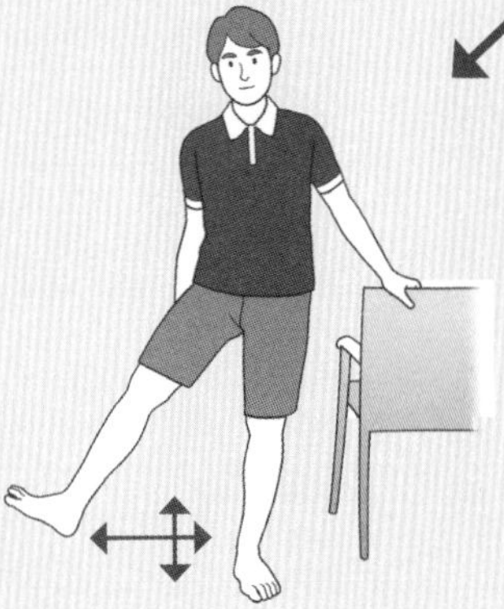

③
腳尖朝外，前後擺動 3 次、
左右也擺動 3 次。

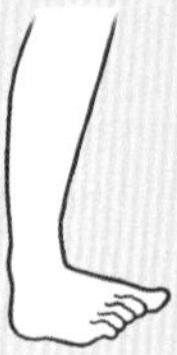

擺動的那隻腳腳尖
與膝蓋轉往內側，
也做同樣的體操。

改善末稍血液循環不良的體操組合

一個組合
在不勉強的範圍內**1～3次**

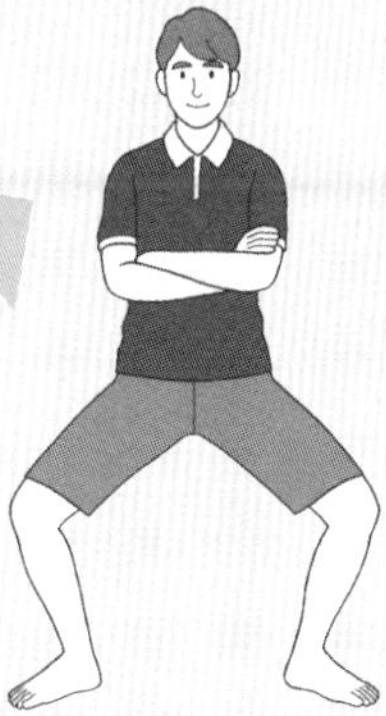

①
蹲式體操
──8~10 次
讓全身血液循環變好。
→ 51~65 頁

②
夾毛巾體操
──8~10 次
促進末端的血液循環。
→ 142 頁

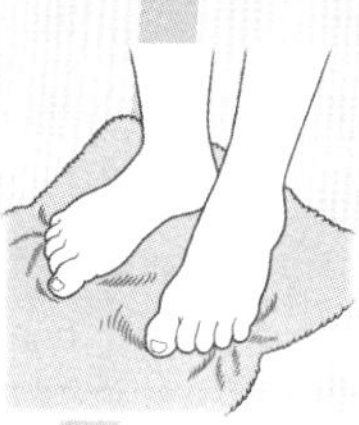

③
抬高腳尖體操
──8~10 次
恢復腳踝的柔軟度，
讓血液循環變更好。
→ 144 頁

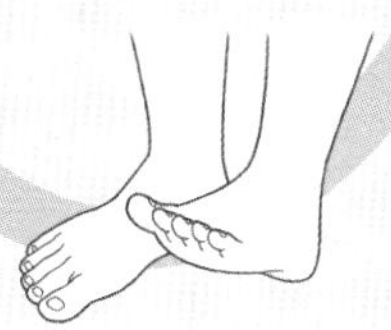

④
擺動腳體操
──1 次
多運動髖關節的肌肉，
讓腳的血液循環更好。
→ 146 頁

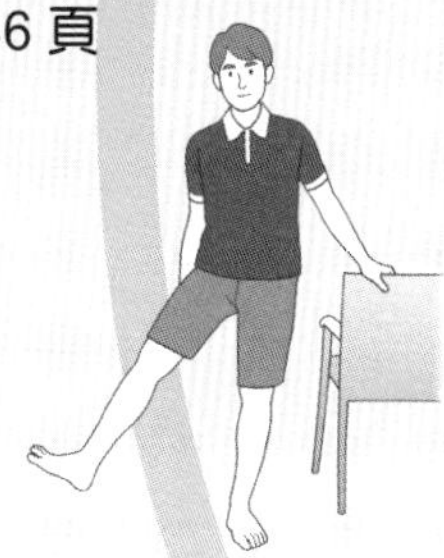

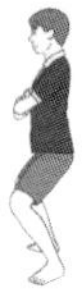

消除突出的小腹——
自然解決腹部周圍的脂肪

當我們年紀漸長後，就容易變胖、不易瘦下來。究其原因，是因為上了年紀後，身體的新陳代謝會變慢，安靜不動時所消耗的熱量會減少，多餘的熱量易變成脂肪屯積在體內。

如果跟年輕時吃同樣份量的食物，必要的能量會過多，然後就會屯積在腹部等處。

而加速其屯積的因素還有肌力降低這一點。若是腹肌不足，會讓脂肪屯積於腹部，造成小腹微凸，但腹肌不只是人類直立用兩腳走路時不可或缺的肌肉，同時也具有保護內臟、維持身體安定、輔助呼吸等重要功能。

以下我要介紹給大家幾種不會過度鍛鍊腹肌，同時還能瘦小腹的運動。

●以「抬腳鍛鍊腹肌」安全地強化腹肌

這是不會給腰部帶來負擔的腹肌訓練。你邊做邊將意識放在腹部肌肉的動作，效果會更佳。不過如果有腰痛問題的人請不要勉強，要依照個人的狀況做調整。

①將枕頭墊在頭下，仰躺。將膝蓋立起，雙腳稍微打開。

②邊吐氣邊將單腳（150頁的插圖是右腳）抬高至胸前，同時左手壓右膝給與壓力，這個姿勢維持2秒鐘。此動作做4至6次。

左腳也做同樣的步驟。

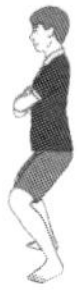

抬腳鍛鍊腹肌

①
將枕頭墊在頭下，仰躺。將膝蓋立起，雙腳稍微打開。

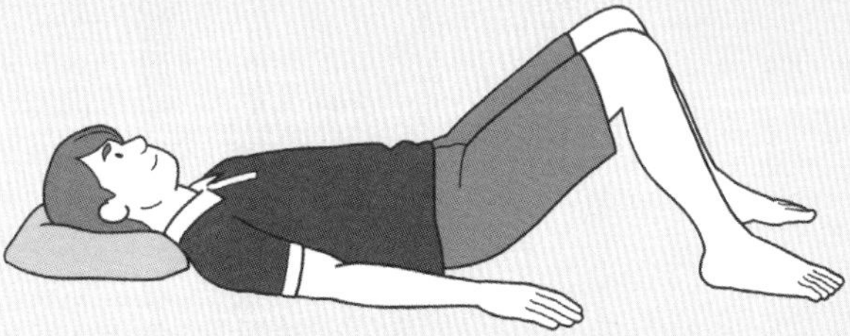

②
邊吐氣邊將單腳抬高至胸前，同時左手壓右膝給與壓力，這個姿勢維持 2 秒鐘。

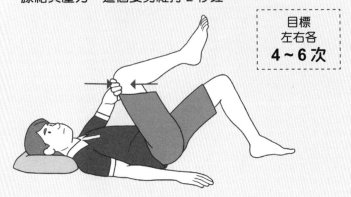

目標
左右各
4～6 次

●以「立膝蓋鍛鍊腹肌」讓腹肌緊實

為了不給腰部帶來負擔，將膝蓋立起，腳掌踩在地板上。這是鍛鍊腹肌的基本運動，但要在不勉強的情況下抬起上半身。可以期待它的效果會非常好。

①將枕頭墊在頭下，仰躺。將膝蓋立起，雙手手掌放在大腿上。
②放在大腿上的手移至膝蓋，邊吐氣邊抬起上半身。此時，下巴不能抬起，所以視線要放在膝蓋附近。此姿勢維持兩秒鐘。腳放回原位，另一隻也做同樣的動作。左右腳各做8至10次。

●「扭轉腹肌」能同時緊實左右側腹

「立膝蓋鍛鍊腹肌」再加上扭轉，不只腹直肌，連側腹附近的外斜肌都能達到緊實的效果。

立膝蓋鍛鍊腹肌

①
將枕頭墊在頭下，仰躺。將膝蓋立起，雙手手掌放在大腿上。

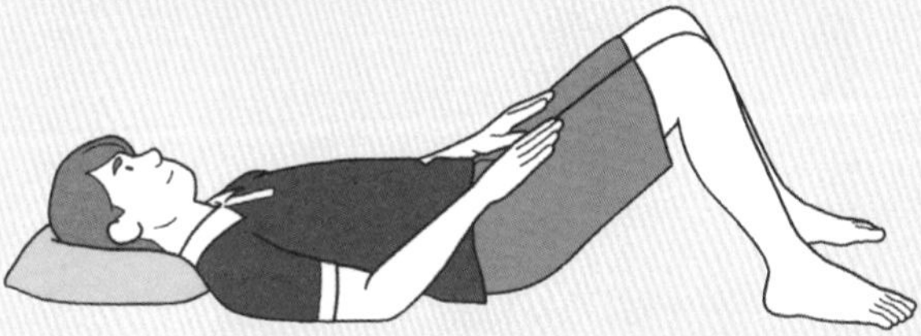

②
放在大腿上的手移至膝蓋，邊吐氣邊抬起上半身。此時，下巴不能抬起，所以視線要放在膝蓋附近。此姿勢維持 2 秒鐘。

目標
8～10 次

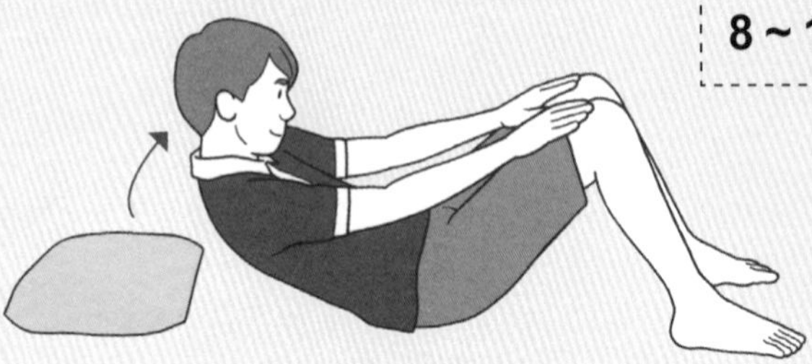

扭轉腹肌

①
將枕頭墊在頭下，仰躺，將膝蓋立起，
左手放在右大腿的外側。

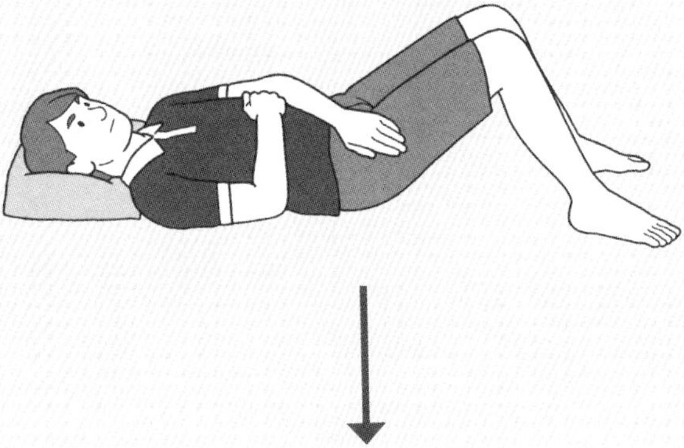

②
邊吐氣邊將上半身往右側扭轉抬高，此
姿勢維持 2 秒鐘。

目標
左右各
4～6 次

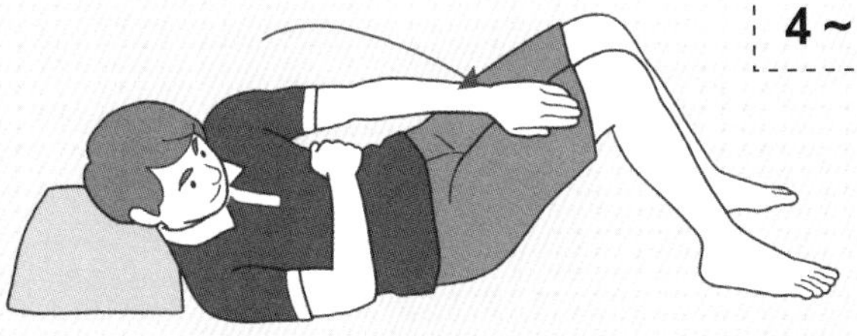

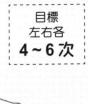

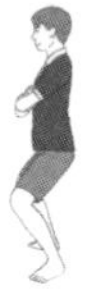

①將枕頭墊在頭下，仰躺，將膝蓋立起，單手（153頁的插圖是左手）放在右大腿的外側。

②邊吐氣邊將上半身往右側扭轉抬高，此姿勢維持2秒鐘。做4至6次，另一側也做同樣的動作。

●這個體操組合讓突出的小腹緊實

首先，請你邊意識到腹肌、背肌、腹部裡的髂腰肌，邊做蹲式體操，之後做「立膝蓋鍛鍊腹肌」這個主要的腹肌運動，來鍛鍊腹直肌與外斜肌吧。

蹲式體操能使骨盆裡的新陳代謝變好，因此中高年齡者需注意的內臟脂肪便會減少。

消除突出小腹的體操組合

一個組合
在不勉強的範圍內 **1 ~ 3 次**

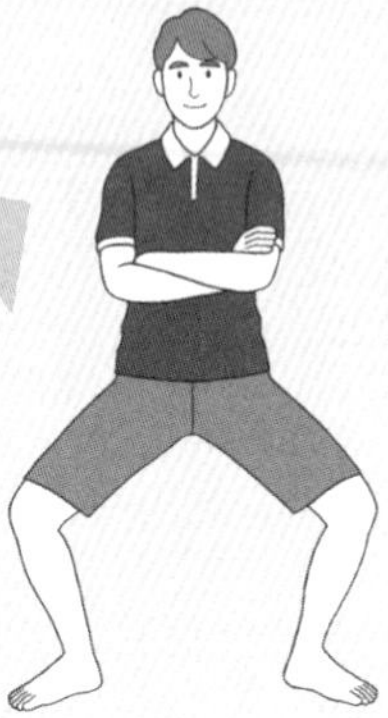

①
蹲式體操
——8~10 次
邊意識到腹部裡的髂腰肌邊做。
→ 51~65 頁

④
扭轉腹肌
——左右各 4~6 次
鍛鍊到腹肌前側與左右側腹是很重要的。
→ 153 頁

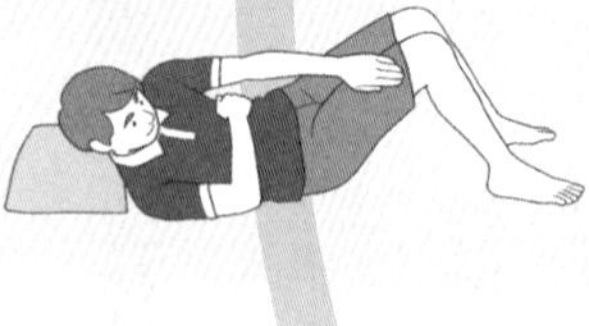

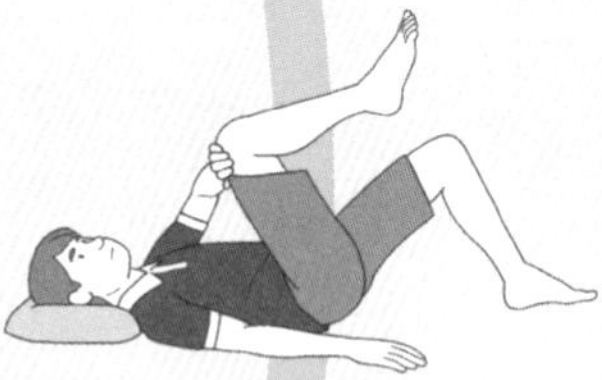

②
抬腳鍛鍊腹肌
——左右各 4~6 次
邊做邊意識到腹中的肌肉。
→ 150 頁

③
立膝蓋鍛鍊腹肌
——8~10 次
立起膝蓋可以減少對腰部的負擔。
→ 152 頁

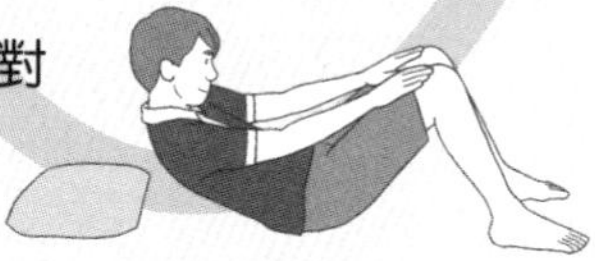

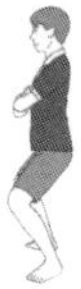

提升步行能力——身體從內部變強，提升平衡感與運動能力

在相撲世界裡，有以手用力推牆壁與柱子的獨特訓練「鐵砲」。乍看其動作像是用手推而已，但當用手推時，右邊的腰得用力，所以其實是以腰力在推柱子。

相撲力士的推力很強，靠的不只是腕力而已，是身體從內部所產生的力氣藉由手臂傳出去。

在此介紹給大家的是融合「鐵砲」與蹲式體操，可以提升全身的平衡力與讓綜合運動能力更好的運動。做這個運動的話，能使走路動作安定，不易跌倒。

●以「鐵砲」提高全身的平衡力

蹲式體操＋「鐵砲」來增加前後行進的運動，以鍛鍊維持姿勢的肌肉，能加提升全身的平衡力。

①擺出蹲式體操的姿勢，雙手像是要推某樣東西般略微往前伸出，放在側腹旁。調整好姿勢後，單腳（158頁的插圖是右腳）往前踏出1步。

②維持①的姿勢，左腳與右腳交互往前進8至10步，接著以同樣姿勢往後退8至10步，回到原本的位置。這個動作做兩次。

●以「觸碰膝蓋」訓練成不會搖晃的步行能力

單腳站立，做髖關節往外打開、往內閉合的運動，能讓你的步行能力增強與不易跌倒。

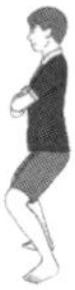

鐵砲

①
採蹲式體操的姿勢，雙手像是要推某樣東西般略微往前伸出，放在側腹旁。調整好姿勢後，單腳往前踏出一步。

目標
2 次

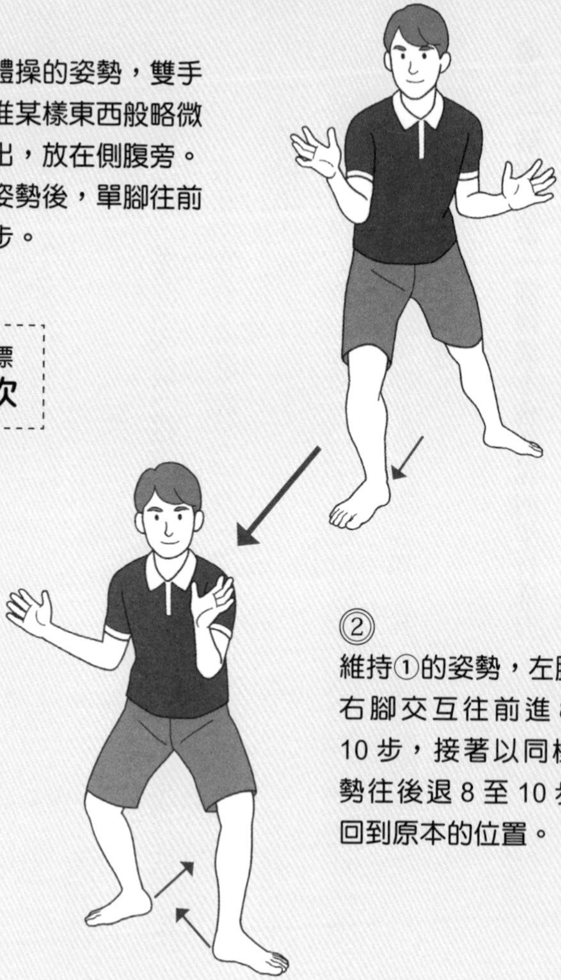

②
維持①的姿勢，左腳與右腳交互往前進 8 至 10 步，接著以同樣姿勢往後退 8 至 10 步，回到原本的位置。

觸碰膝蓋

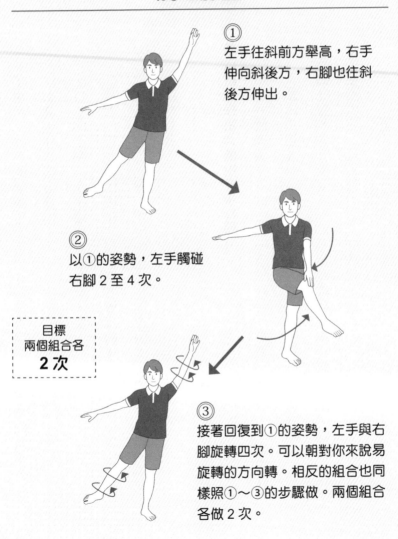

①
左手往斜前方舉高，右手伸向斜後方，右腳也往斜後方伸出。

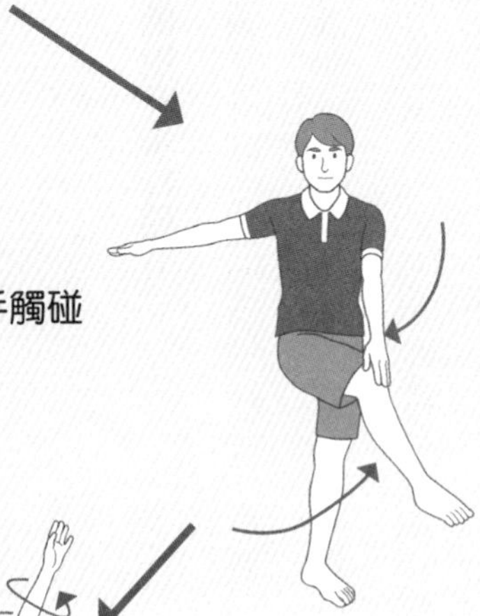

②
以①的姿勢，左手觸碰右腳 2 至 4 次。

目標
兩個組合各
2 次

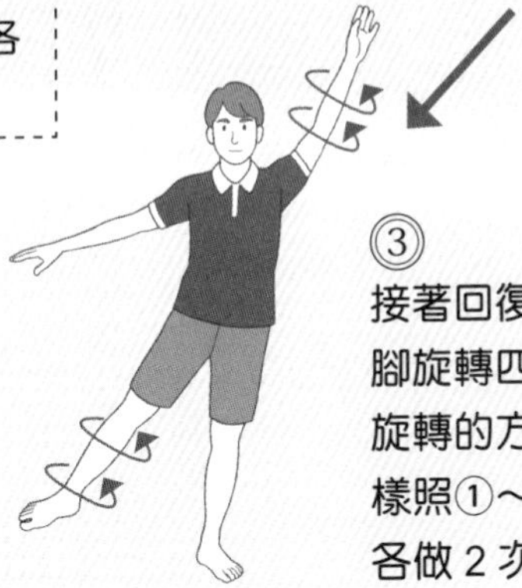

③
接著回復到①的姿勢，左手與右腳旋轉四次。可以朝對你來說易旋轉的方向轉。相反的組合也同樣照①～③的步驟做。兩個組合各做 2 次。

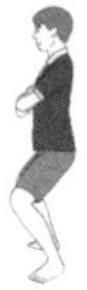

①單手（159頁的插圖是左手）往斜前方舉高，右手伸向斜後方，
右腳也往斜後方伸出。

②以①的姿勢，左手觸碰右腳2至4次。

③接著回復到①的姿勢，左手與右腳旋轉4次。可以朝對你來說易旋轉的方向轉。相反的組合也同樣照①~③的步驟做。兩個組合各做2次。

●這組體操組合能提升步行能力

做蹲式體操讓全身的血液循環變好後，再做「鐵砲」、「觸碰膝蓋」。藉由這組運動，不僅能讓你的步行能力提升，還能讓你打高爾夫球時，揮桿動作安定，球的飛行距離變更遠；打棒球時的揮棒與投球的姿勢安定，能期待有以上的效果。

提高步行能力的體操組合

一個組合
在不勉強的範圍內 **1～3 次**

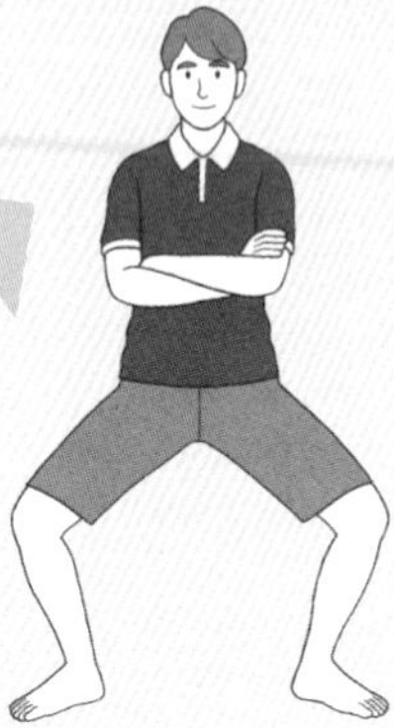

①
蹲式體操
──8~10 次
確實做讓下半身變柔軟。
→ 51~65 頁

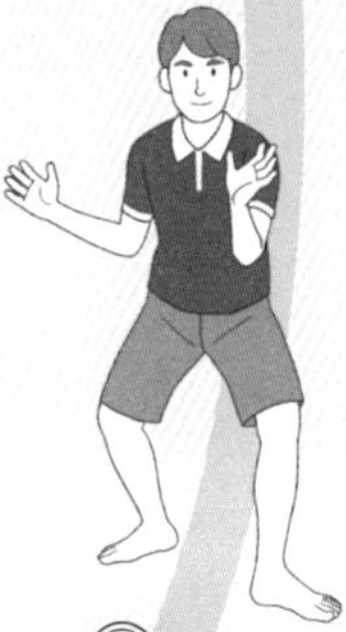

②
鐵砲
──2 次
鍛鍊身體的平衡力。
→ 158 頁

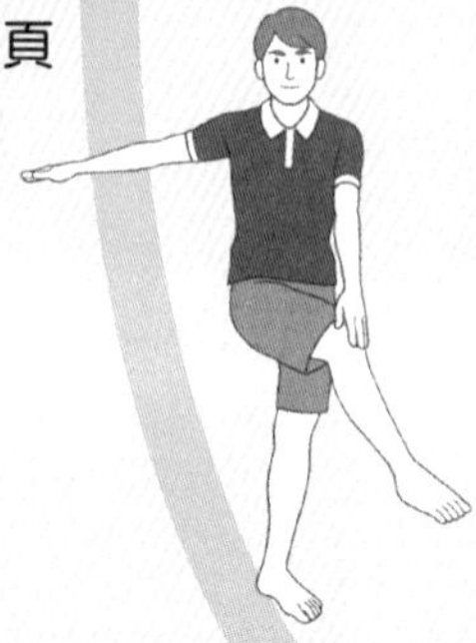

③
觸碰膝蓋
──兩個組合各 2 次
移動重心的運動，增強平衡能力。
→ 159 頁

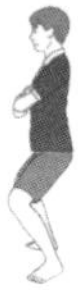

矯正駝背——
肩胛骨周圍變柔軟，背脊就能伸直

現代人常打電腦、講電話、使用智慧型手機等，生活姿勢都很不好，而且駝背的人給人沒精神的感覺，這也是造成肩膀僵硬和腰痛的原因，也會帶給內臟運作不好的影響。在此介紹能讓肩胛骨周圍變柔軟的運動，和能刺激背部肌肉的運動等，矯正駝背的方法。

●以「貓背姿勢」給肩胛骨刺激

請你做出四足跪姿，像貓一樣，將背拱起、內凹，能增加肩胛骨與背部的肌肉，也能刺激腰部與髖關節周圍的肌肉。

貓背姿勢

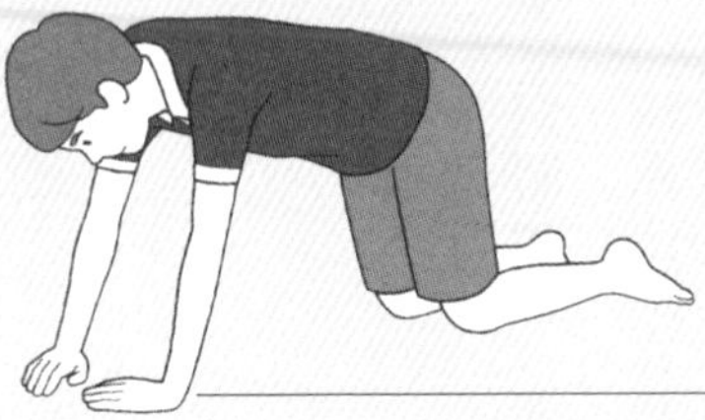

①
雙手雙膝放在地上，做出四足跪姿，手指頭稍微朝向內側。

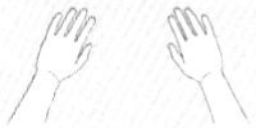

手朝向內側

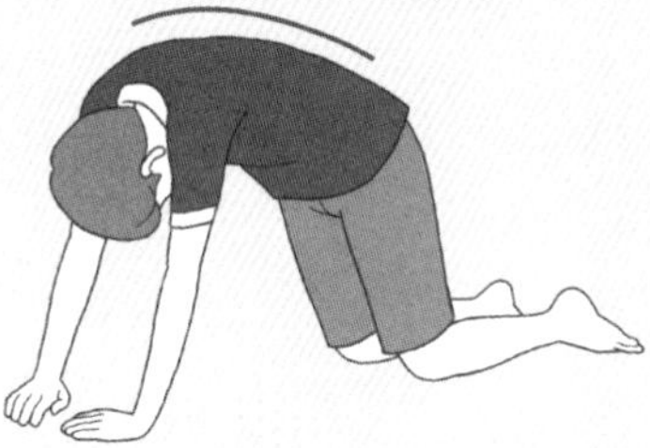

②
像貓在做伸展般地將背往上方拱起，這個姿勢維持 2 至 4 秒。

目標
左右各
8～10 次

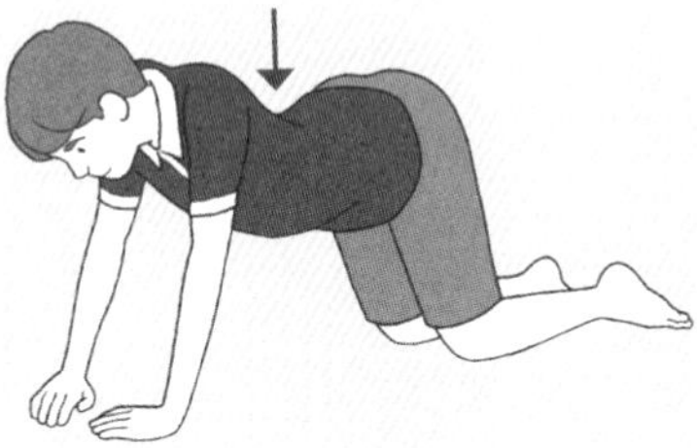

③
背部往下內凹，將兩肩的肩胛骨拉近，同樣維持 2 至 4 秒。

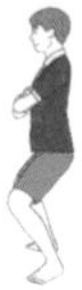

①雙手雙膝放在地上，做出四足跪姿，手指頭稍微朝向內側。

②像貓在做伸展般地將背往上方拱起，這個姿勢維持2至4秒。

③背部往下內凹，將兩肩的肩胛骨拉近，同樣維持2至4秒。②～③的動作重複做8至10次。

●這個體操組合能矯正駝背

當你做蹲式體操時，要邊做邊意識到腹肌、背肌與腹部內的髂腰肌，然後做113頁的「肩胛骨體操」，再做「貓背姿勢」來使肩胛骨周圍的肌肉變柔軟。

矯正駝背的體操組合

一個組合
在不勉強的範圍內 **1～3 次**

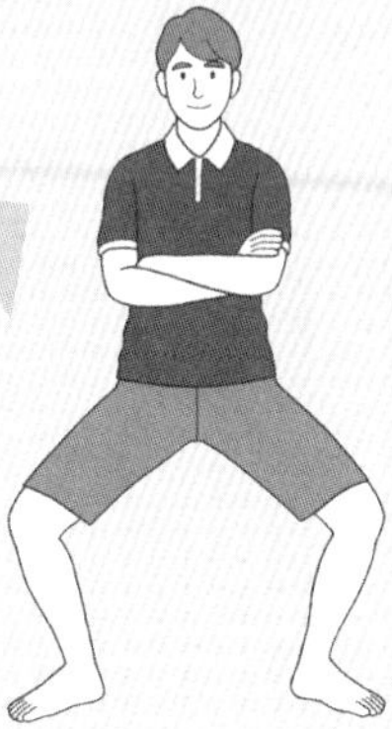

①
蹲式體操
──8~10 次
確實做讓下半身變柔軟。
→ 51~65 頁

②
肩胛骨體操
──往前轉與往後轉各 4~6 次
將背脊打直，充分轉動肩胛骨。
→ 114~115 頁

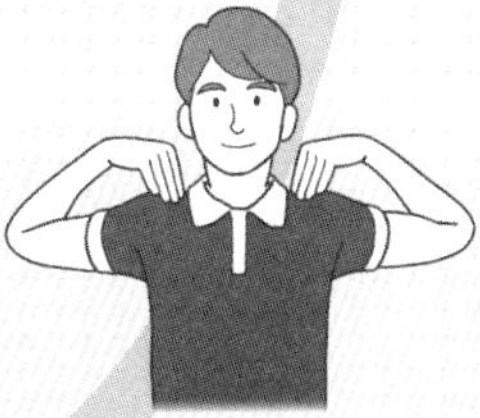

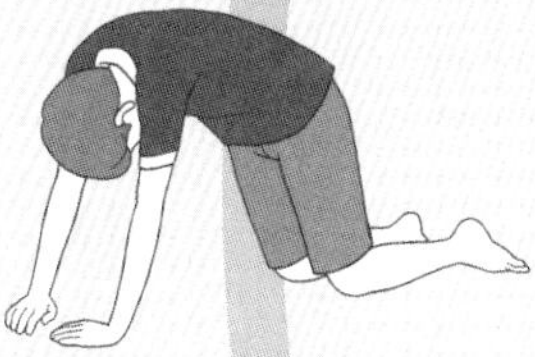

③
貓背姿勢
──8~10 次
好好地運動從背部到腰部整個背部的肌肉。
→ 163 頁

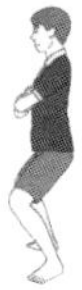

消除坐辦公桌的疲憊——
促進滯礙的血液循環，短時間讓全身恢復活力

如果長時間坐在辦公桌，全身的血液循環會變差，肌肉會僵硬，介紹給大家活絡肌肉的簡單運動。

●以「企鵝體操」確實活絡肩膀與上手臂

乍看似乎很簡單，但它具有刺激與鍛鍊肩關節與上手臂的效果。

①雙腳打開與肩同寬，上半身放鬆，雙手稍微離開身體。

②雙手像企鵝一樣打開、闔起，打開的角度約30度，肩胛骨不要動。做20到30次。

企鵝體操和手臂上下體操

企鵝體操

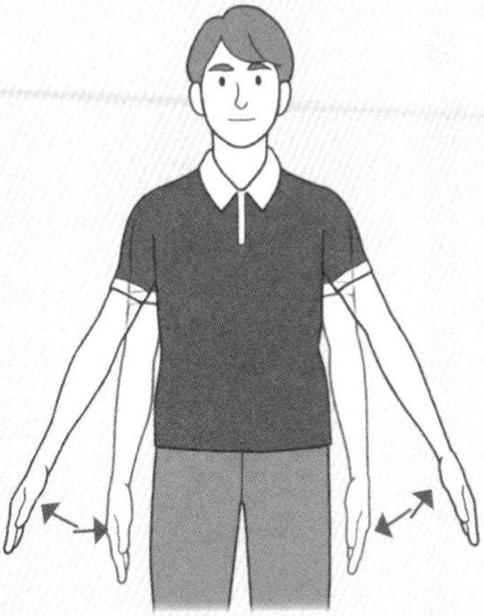

目標
20 ~ 30 次

①
雙腳打開與肩同寬，上半身放鬆。

②
肩胛骨不要動，雙手像企鵝一樣開闔，打開的角度約 30 度。

手臂上下體操

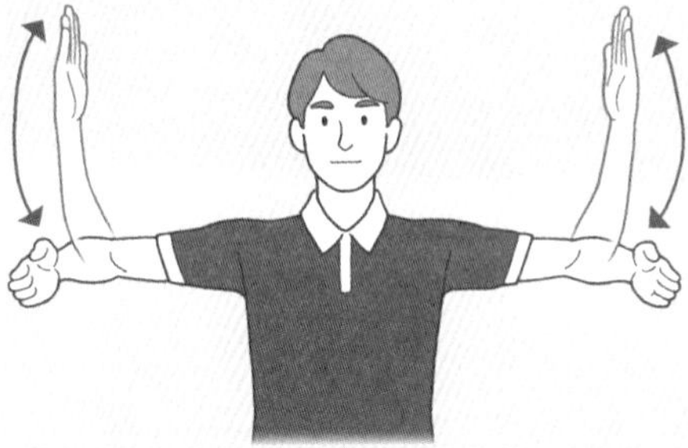

①
雙腳打開與肩同寬，雙手朝左右打開，手肘到手指的部分朝上方抬高。

②
肩膀與手肘的位置不能動，手肘到手指的部分往前倒再恢復原位。

目標
10 次

●以「手臂上下體操」確實活絡肩膀與手肘

這個運動能刺激肩膀、手肘、上臂的肌肉，使血液循環變好。

①雙腳打開與肩同寬，雙手朝左右打開，手肘到手指的部分朝上方抬高。

②邊吐氣邊將手肘到手指的部分往前倒，再邊吸氣邊恢復原位。
此時肩膀與手肘的位置不能動。此運動做10次。

●這個體操組合能消除坐辦公桌的疲憊

在做過蹲式體操、髖關節的運動之後，再做「企鵝體操」、「手臂上下體操」、「轉動肩膀」、「強化膝蓋前側的體操」、「強化膝蓋後側的體操」，應該能夠感覺到身體從內到外都變暖了。

消除坐辦公桌疲憊的體操組合

一個組合
在不勉強的範圍內 **1～3 次**

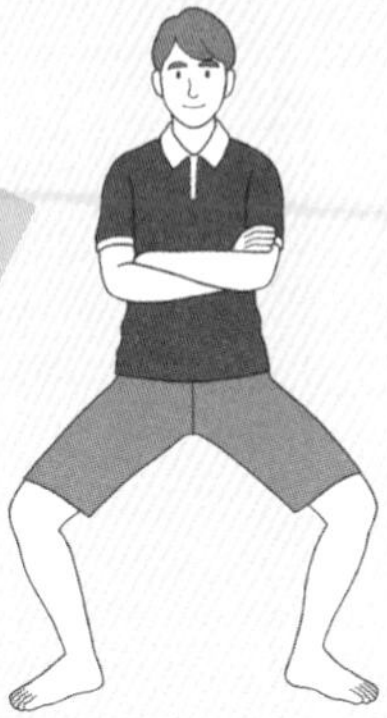

①
蹲式體操
——8~10 次
確實做讓下半身變柔軟。
→ 51~65 頁

②
企鵝體操
——20~30 次
讓因疲勞而變僵硬的肩膀變鬆。
→ 167 頁

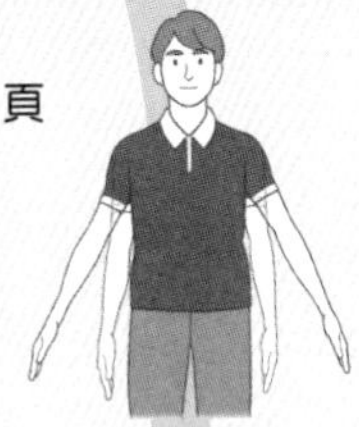

③
手臂上下體操
——10 次
讓肩膀與手肘變鬆。
→ 167 頁

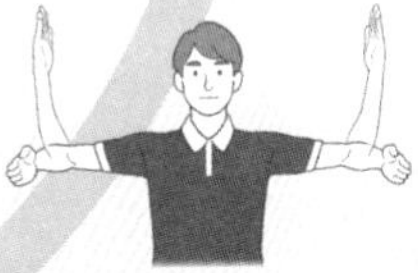

④
轉動肩膀
——往前轉、往後轉各 4~6 次
讓肩膀全部肌肉變鬆。
→ 107 頁

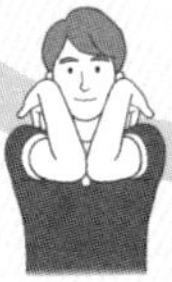

⑤
強化膝蓋前側的體操
——左右各 8~10 次
能夠刺激因長時間坐著而血液循環變差的大腿。
→ 135 頁

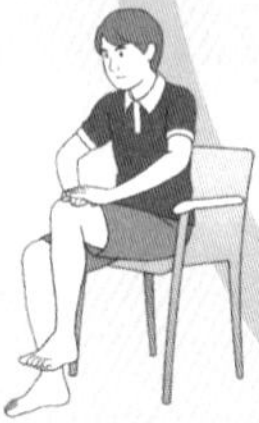

⑥
強化膝蓋後側的體操
——左右各 8~10 次
刺激大腿後側的肌肉。
→ 137 頁

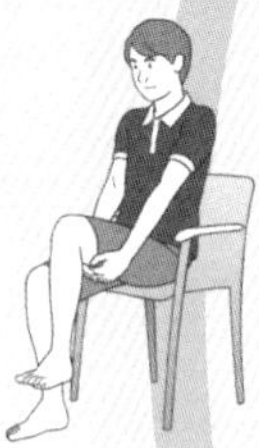

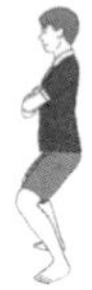

改善食欲不振——
刺激腸胃使其活化，便會引發食欲

運動不足會讓內臟的運作變差、引起食欲不振。這種時候，就要做能讓內臟運作的運動，促進血液循環、增進食欲。

●這個體操組合能促進食欲

當你做蹲式體操，將腰往下沉時，要大大吐氣，而腰部抬起時要大大吸氣，如此就能使橫隔膜運作，使內臟上下活動，進而刺激消化器官等。然後再加上將兩膝往左右倒、活絡髖關節周圍肌肉的「扭腰運動」（90頁），就能讓內臟有更多刺激。

改善食欲不振的體操組合

一個組合
在不勉強的範圍內 **1～3 次**

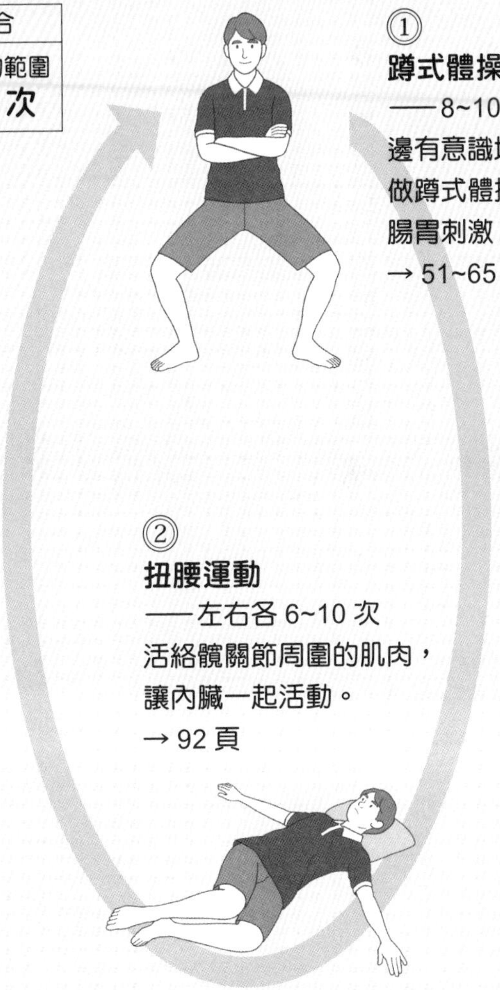

①
蹲式體操
──8~10 次
邊有意識地呼吸邊做蹲式體操，給與腸胃刺激。
→ 51~65 頁

②
扭腰運動
──左右各 6~10 次
活絡髖關節周圍的肌肉，讓內臟一起活動。
→ 92 頁

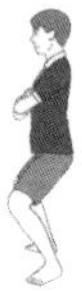

消除疲勞感——
做促進血液循環的運動，早日恢復精神

運動不足會造成血液循環不良，感受到疲勞，疲勞容易累積。此時稍微活動一下身體比什麼都不做、休息來得好，疲勞會早日消除，恢復精神。

●這個體操組合能消除疲勞感

可以做蹲式體操，讓身體內部的肌肉慢慢收縮，改善血液循環。然後再加上「扭腰運動」和「轉動肩膀」，讓全身的血液循環更好，一定能確實去除疲勞。

消除疲勞的運動組合

一個組合
在不勉強的範圍內 **1～3 次**

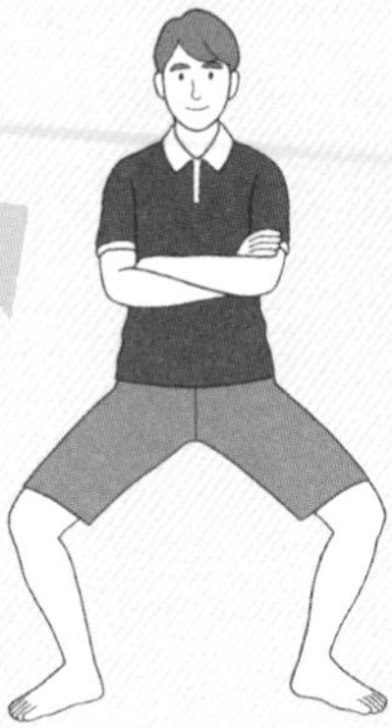

①
蹲式體操
──8~10 次
做到稍微流汗的程度。
→ 51~65 頁

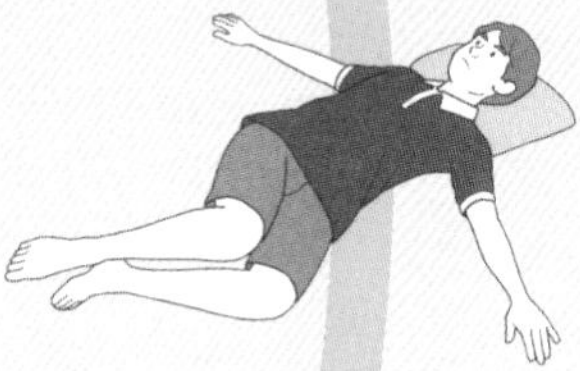

②
扭腰運動
──左右各 6~10 次
活動髖關節周圍的大肌肉，
增進血液循環。
→ 92 頁

③
轉動肩膀
──往前轉、往後轉各
4~6 次
讓因疲勞而僵硬的肩膀
周圍的肌肉變鬆。
→ 107 頁

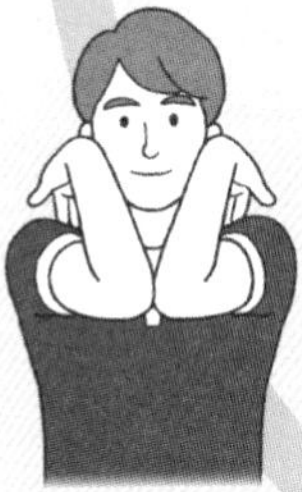

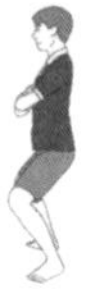

消除失眠——
讓副交感神經活躍，有助好眠

想要有個舒服好眠，副交感神經必須處於優勢狀態。因此你在入浴前可以做點蹲式體操等運動，讓身心都放鬆，才能有個好眠。

●這個體操組合能解決失眠

你在入浴前，先做蹲式體操，再加上「扭腰運動」和108頁介紹的「肩膀交叉伸展體操」等。不過只要照建議次數，無須過度，以免交感神經較活躍，會造成反效果。當你做到感覺「很舒服」時，就停止吧。

解決失眠的體操組合

一個組合
在不勉強的範圍內 **1～3 次**

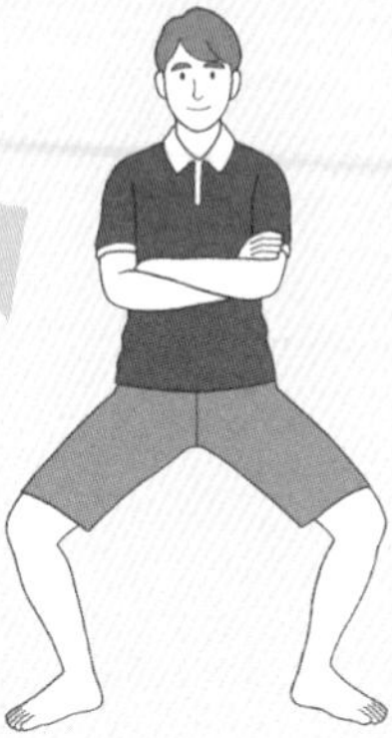

①
蹲式體操
——8~10 次
入浴前做到稍微流汗的程度，感覺舒暢，太努力做會有反效果。
→ 51~65 頁

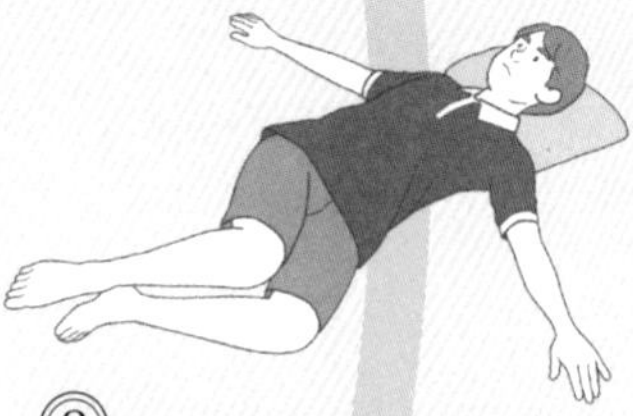

②
扭腰運動
——左右各 6~10 次
讓髖關節周圍的肌肉變鬆。
→ 92 頁

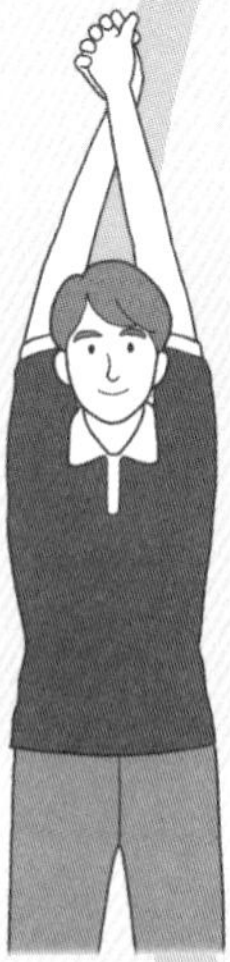

③
肩膀交叉伸展體操
——8~10 次
讓上半身的肌肉變鬆。
→ 109 頁

國家圖書館出版品預行編目(CIP)資料

蹲出健康的重心:強化髖關節,伸展核心肌群與大腿肌肉,消除痠痛不適,延長體能巔峰狀態 / 白木仁著;謝晴譯. -- 初版. -- 臺北市:遠流, 2016.04
面; 公分. -- (健康生活館; 75)
譯自:「腰割り」で体が若返る 肩こり・腰痛・ひざ痛など体の不調を改善するお手軽体操
ISBN 978-957-32-7804-7(平裝)

1. 運動健康

411.71　　105003650

健康生活館 75

蹲出健康的重心

強化髖關節,伸展核心肌群與大腿肌肉,
消除痠痛不適,延長體能巔峰狀態

作者:白木 仁
譯者:謝晴
審訂:許宏志醫師
副總編輯:林淑慎
主編:曾慧雪
行銷企劃:葉玫玉、叢昌瑜

發行人:王榮文
出版發行:遠流出版事業股份有限公司
地址:100 臺北市南昌路二段 81 號 6 樓
郵政劃撥:0189456-1
電話:(02)2392-6899　傳真:(02)2392-6658

著作權顧問:蕭雄淋律師
2016 年 4 月 1 日　初版一刷
售價新台幣 250 元(缺頁或破損的書,請寄回更換)

ISBN 978-957-32-7804-7(日文版 ISBN 978-4-7973-7617-3)
遠流博識網 http://www.ylib.com　E-mail: ylib@ylib.com